白內障

196 篇關於白內障的
常識、病因、症狀、檢查、治療、手術、
人工水晶體及術後照護等問題

王孟祺 醫師——著

晨星出版

【作者序】

根據世界衛生組織的統計，全世界致盲原因中白內障仍佔了四十七．九%，也是致盲原因的第一名。雖然在先進國家中，手術技術、設備與治療觀念的進步，絕大多數的患者都可以獲得良好的治療，但是仍有一些患者因懼怕手術，或因為拖延白內障的治療，產生併發症而導致失明。

本人進行白內障手術的治療已有數十年的經驗，而這數十年中也是白內障手術技術、設備、觀念與人工水晶體設計突飛猛進的時代。剛學習白內障手術時，是使用傳統大切口囊外摘除術的時代，某些外傷型的白內障甚至還使用囊內摘除手術，除了患者需要住院外，傷口大也讓術後的疼痛、感染的機會、散光的調整難度較高，尤其術前施打麻醉時，更是讓患者深感恐懼。而隨後超音波乳化手術普及，手術切口也越來越小，已經可以不用施打麻醉劑，只需點麻藥就可以進行；乳化機器的進步讓手術時眼球更為穩定，使用超音波能量也減少，手術時間縮短、術後復原更快。加上人工水晶體光學設計的演進，我們不僅能在短時間內讓患者復明，還可以一併去除患者原有的度數問題和老花眼，比術前的眼睛更加犀利。二〇一二年十一月十三日我進行了台灣第一例飛秒雷射輔助白內障超音波乳化手術後，深深發覺飛秒雷射白內障手術就是美國前總統歐巴馬在位時一再強調的「精準醫療」的最佳模範手術。縝密的術前檢查，再經高科技的運算，電腦標準化、客製化的治療方式，讓手術過程在安全、一致、迅速、準確、穩定的情況下達到完美的境界。除了一般的手術外，本人也應用飛秒雷射白內障手術在以往認為比較困難複雜的案例，讓這些原本風險較高的手術也能大幅降低危險性，減少手術的併發症，進而改善手術的預後。

白內障手術的發展其實就是眼科的進步史。本書我以簡單明瞭的方式說明，取代艱澀難懂的術語，讓民眾能了解現代白內障手術的概況，從常識、病因、症狀、檢查、治療、手術、人工水晶體、術後照護等各個層面來探討患者最想知道的問題。只要了解，就可以減少誤解，避免恐懼，更可以和醫師進行最佳的溝通和互動，得到最適合的治療。希望這本小書能帶給更多患者光明。

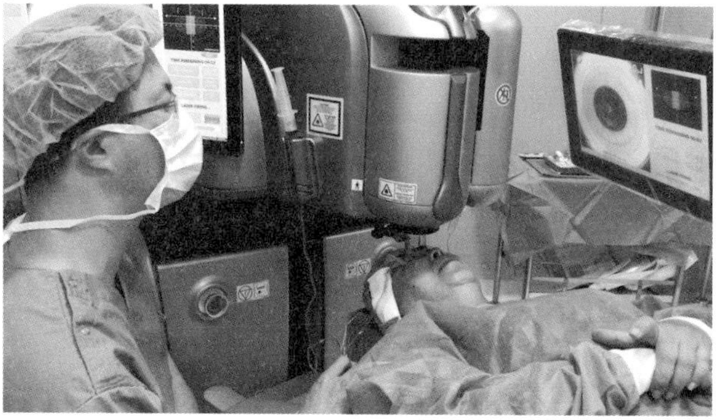

王院長替母親實施飛秒雷射白內障手術

目錄

第一章　常識篇……17

第二章　病因篇⋯⋯83

第三章　症狀篇

第四章　檢查篇

第五章　治療篇……163

第六章　手術篇……183

第八章　術後照護篇……243

第1章

常識篇

看東西只要眼球就夠了嗎？

這樣小小的一個空間，卻盡藏了宇宙之美。——李奧納多・達文西

的確如達文西所說，眼球大概是宇宙中最精妙的一種感官了，藉由它我們可以賞盡天下萬物，只要張開眼睛，隨時隨地五彩繽紛的世界盡在您的眼裡。大家常說眼球的結構就像一台相機，其實倒不如說相機其實就是模仿我們的眼球所製作出來的。拜科技工業發達所賜，每個家庭多少有一台相機，每個人手上拿著的手機也多半有照相功能，日常生活中「拍照」對現代人來說，已和我們看東西一樣習以為常。我們就以常見的數位單眼相機來研究一下眼睛和相機的異同吧！（圖一）

有購買過單眼相機的人應該有印象，在購買相機之前我們會研究相機的規格，包括它的鏡頭焦距是多少，光圈有多大，鏡頭的光學品質如何（是不是非球面鏡片，有沒有特殊鍍膜，是不是知名廠牌）；相機機身的考量因素也有感光度（ISO值）範圍，快門速度，感光元件的畫素有多高，對焦模式有那幾種，有沒有閃燈，螢幕的畫素如何

圖一　眼球看東西時訊號的傳遞過程

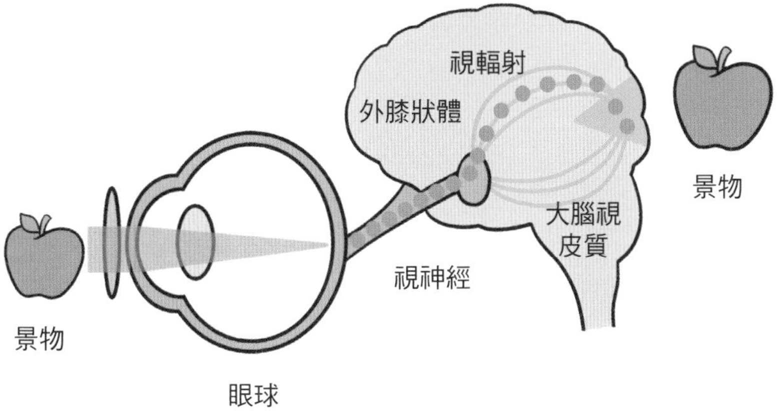

相機攝影時訊號的傳遞過程

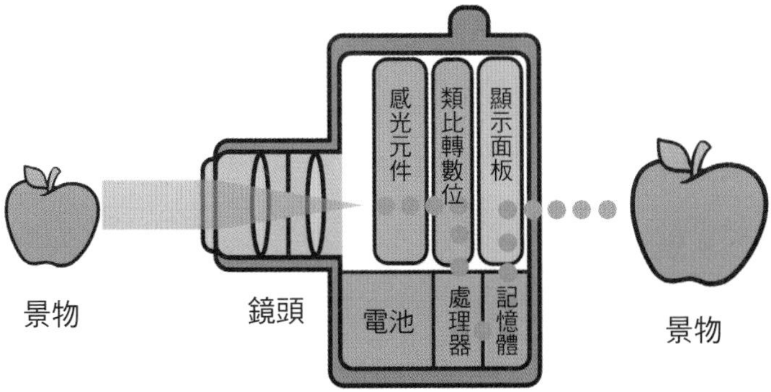

等。從這樣的思考來看，我們會發現相機有兩個很重要的系統，一個是光學系統，一個是電子系統，兩者都很重要。一台高階的機身如果接上了一顆普普的鏡頭，拍出來的照片對挑剔的玩家來說可能覺得異常刺眼；一顆高貴的鏡頭，如果沒有好的電子系統來接收訊號（快門不夠快，沒有防手震功能……），拍出來的照片也可能模糊一片。（當然攝影是一門藝術，不是好的、貴的相機就能拍出震懾人心的照片，這裡所做的討論單純是從影像品質去看而已）。

同樣的，我們的眼睛也可以分成兩個部分來思考，其中一部分也是光學系統，而另一個部分就是神經系統了（見表一）。光學系統負責把光線訊號聚焦在視網膜上，再經由神經系統傳送到大腦的視覺區，所以我們要「看」到東西其實不只需要有一顆好的眼睛，如果沒有健全的神經系統也是會「視而不見」的哦！

〔表一〕眼睛的光學系統與神經系統

視覺系統	部位
眼睛的光學系統	淚液、角膜、房水、水晶體、玻璃體
眼睛的神經系統	黃斑、視網膜、視神經、光學傳導路徑、大腦視覺區

眼睛的基本結構有哪些？

人的眼睛可分為二個部分，一是眼球本身，二則是眼球的附屬器官。

由前而後來看眼球的部分有角膜、眼前房、前房隅角，瞳孔、虹膜、眼後房、睫狀體、水晶體、懸韌帶、玻璃體、視網膜、脈絡膜、鞏膜以及視神經。

眼球附屬器官則是指保護眼球的組織，其中包括了控制眼球轉動的眼外肌肉以及分泌淚腺的組織與排泄淚水的淚管系統，另外還有眼窩骨、眼瞼、結膜來保護眼球。

正常成年人的眼球，前後直徑（眼軸長）長度平均為24毫米。眼球的最前端突出於眼眶外，由上下眼瞼來保護。由外而內來看，依序是眼球壁，其次是眼內腔、內容物、神經、血管等組織。

眼球壁分為外層、中層、內層共三層，最外層是眼球前方的角膜及後方的鞏膜，主要的功能是維持眼球形狀和保護眼內組織，就像相機的機殼一樣。以整個眼球壁的比例來說，位於前方透明的角膜，也就是我們看到的黑眼珠占了1/6，其餘5/6則為白色的鞏膜，也就是俗稱「眼白」的部分。

角膜略向前突，是接受影像訊息的前哨，光線就是經此折射進入眼球。角膜包含大量的神經，感覺非常敏銳；角膜前的淚液膜有防止角膜乾燥、保持角膜平滑和光學特性的作用。因此，角膜除了是光線進入眼內和折射成像的主要結構外，也具有保護作用。位於後方的鞏膜其主要的結構為膠原纖維，質地堅韌。

中層又稱為葡萄膜，有非常豐富的血管及色素。最前端部分是虹膜，不同的種族眼睛有不同的顏色，主要就是因為虹膜的顏色不同。虹膜的中央有一個圓孔，稱為瞳孔。虹膜的後方與睫狀體相連，接著是脈絡膜。脈絡膜負責提供眼球的營養，角色非常重要，上面的色素具有遮光與防止光線漫射的功能，就像相機要形成一個不透光的空腔一樣。

眼球壁的最內層為視網膜，是一層透明的薄膜，也是視覺訊號形成神經資訊傳遞的第一站，具有非常精細的網路結構及豐富的代謝和生理功能。（表二）（圖二）

〔表二〕眼球結構

眼球壁	外層		角膜，鞏膜	
	中層		葡萄膜	虹膜，睫狀體，脈絡膜
	內層		視網膜	
眼內腔	前段	前房	角膜與虹膜間的空間，充滿房水	隅角
		後房	虹膜與水晶體、睫狀體韌帶間的空間，充滿房水	
	後段	玻璃體腔	玻璃體	

圖二 眼球的構造

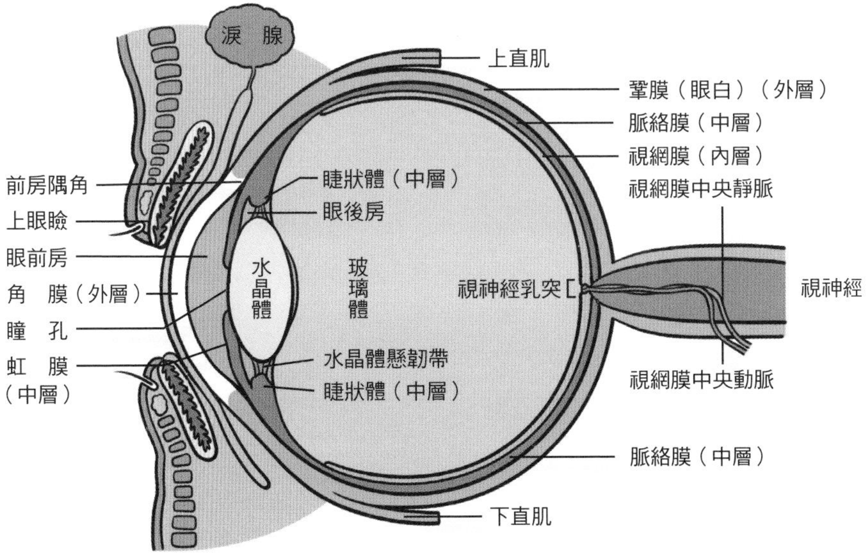

眼球真的是球形的嗎？

眼球的形狀呈略圓而偏橢圓形，眼球前後徑稱為眼軸長（圖三），正常約在22毫米至24毫米之間。近視越深的人通常眼軸越長，而遠視越深的人眼軸越短。有些高度近視的人，眼軸長甚至超過30毫米，呈現長橢圓形。病態性的近視眼，眼球後極部可能外凸形成葡萄腫，看起來就更不是圓球形了。

圖三　眼軸的長短

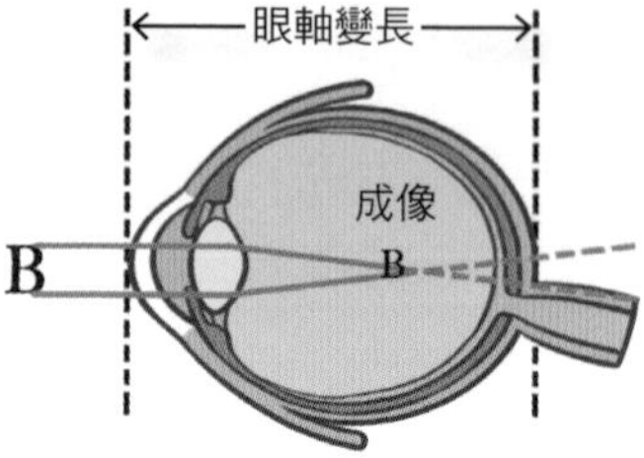

近視：成像在視網膜前

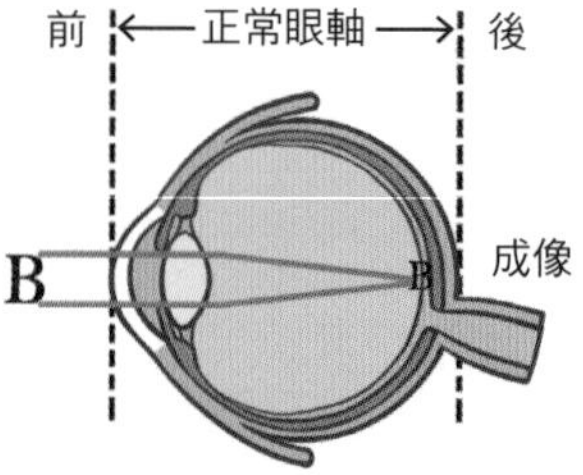

正常：成像在視網膜上

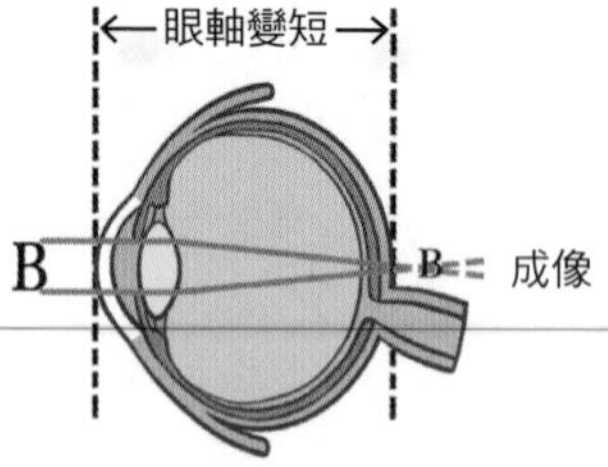

遠視：成像在視網膜後

光線進入眼球要經過那些結構？

表一有提到視覺系統包括光學與神經兩大系統，光學系統就像照相機鏡頭，負責聚集光線在視網膜，也相當於是相機上的感光原件。那麼光線進入眼球會通過哪些結構呢？（圖四）

首先會通過眼表面薄薄的一層淚液，再穿過透明的角膜①，進入充滿房水的前房②，再穿過虹膜中心的瞳孔③，穿過水晶體④，進入玻璃體⑤，最後才接觸到視網膜⑥。在這整個光線路

圖四　光進入眼球的行徑

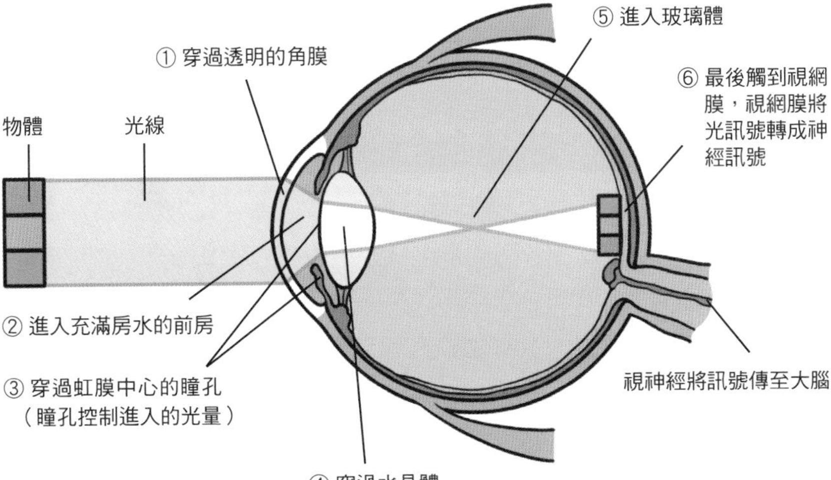

⑤ 進入玻璃體
① 穿過透明的角膜
⑥ 最後觸到視網膜，視網膜將光訊號轉成神經訊號
物體
光線
② 進入充滿房水的前房
③ 穿過虹膜中心的瞳孔（瞳孔控制進入的光量）
視神經將訊號傳至大腦
④ 穿過水晶體

徑上，所有組織必需維持透明清徹，而且要像鏡頭一樣，經由折射功能將光線聚焦在視網膜上。如果在光徑路上有混濁物遮擋，影響光線聚焦，就會影響視覺功能。

光線徑路上最重要的結構是淚液，角膜與水晶體。因為折射率的差異（表三），光線在通過空氣與角膜表面的淚液層時，會產生第一次較大的折射，在通過水晶體時會產生第二次折射。所以眼球的光學結構可以想像成是一個有兩片鏡片組成的鏡頭。第一片鏡頭是淚液與角膜、前房水複合，第二片鏡片就是水晶體。一般模型眼約有六十個屈光度「俗稱六千度，一個屈光度等於一百度」，淚液與角膜約有四十個屈光度，水晶體約有二十個屈光度。

〔表三〕 不同組織的折射率

角膜	1.376
房水	1.336
水晶體皮質	1.386
核質	1.406
玻璃體	1.336

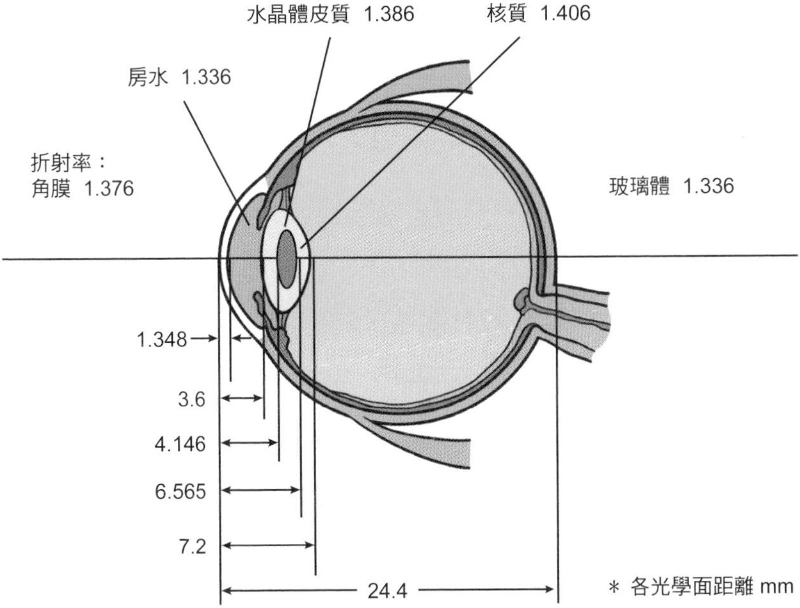

眼球附屬器官有哪些？

眼附屬器官包括：眼眶、上下眼瞼、淚器及結膜、眼瞼開闔肌肉與眼外肌，主要功能是保護眼球與分泌淚液。雖然不是眼球本體，但對眼球健康的維持卻很重要。

1眼眶

眼眶又稱眼窩，是脆弱眼球的安全居所，由頭骨、顴骨、淚骨等骨骼構成圓錐形空腔。眼窩與眼球之間有大量的脂肪組織，藉以緩衝外力對眼球造成的衝擊。

2上、下眼瞼

上、下眼瞼位於眼睛外側，能自主開闔保護眼球，並且反復讓淚液濕潤眼球表面，使角膜保持平滑，眼瞼前端有睫毛可防止異物進入。眼瞼中也有重要的腺體「瞼板腺」，是一種特化的皮脂腺，眨眼動作時會分泌油脂，形成淚液的油脂層。如果瞼板腺萎縮、發炎、或阻塞，油脂分泌異常，淚液容易蒸發不穩定，眼表面變得不健康，視力也會起伏惡化。

3 淚器

淚器包含淚道與淚腺。淚腺位於上眼窩外側，主要功能是隨時不斷分泌水樣淚液滋潤眼球表面，稱為基礎分泌，也是淚液最主要的成分。此外，在眼睛受到異物侵入時，淚腺也會分泌大量淚液將異物洗出屬於反射性的分泌。淚水排泄的通路就是淚道，包括上下淚點、上下淚小管、淚總管、淚囊及鼻淚管。淚道開口在靠近鼻側的上下淚點，流入淚囊中的眼淚會沿著鼻淚管流到鼻腔，這就是為什麼哭泣時會有一把眼淚、一把鼻涕的原因。良好的淚器與淚道可以保持健康乾淨的淚液層，如果淚液分泌不足造成乾眼或淚道阻塞引發淚水溢出眼部都會造成眼睛不適與視覺功能不佳的狀況。（圖五）

4 結膜

結膜分成眼瞼結膜與眼球結膜，眼瞼結膜從眼瞼內表面延伸到穹窿「睫膜反折處」，含有豐富的微血管與神經，受到刺激或發炎時，會變深紅色；而位於鞏膜表面部位的眼球結膜血管量較少，因此呈無色半透明。結膜上具有杯狀細胞分泌黏液，幫助淚水附著在不親水的角膜表面細胞上，是淚液層重要的成分，也有附屬淚腺分泌淚液，保持角膜的濕潤。每天的眨眼運動，瞼結膜都會反復摩擦眼表面，如果發炎、結疤或變形，都會造成眼球表面的傷害。（圖六）

圖五 淚腺與淚道

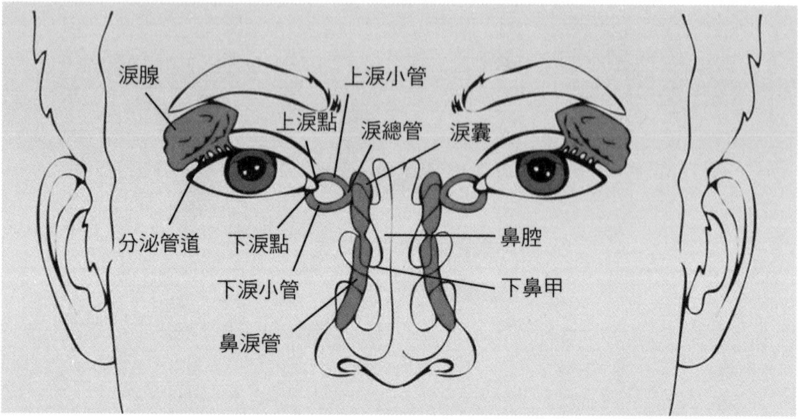

圖六 結膜含有豐富的微血管與神經，受到刺激或發炎時，會變深紅色。

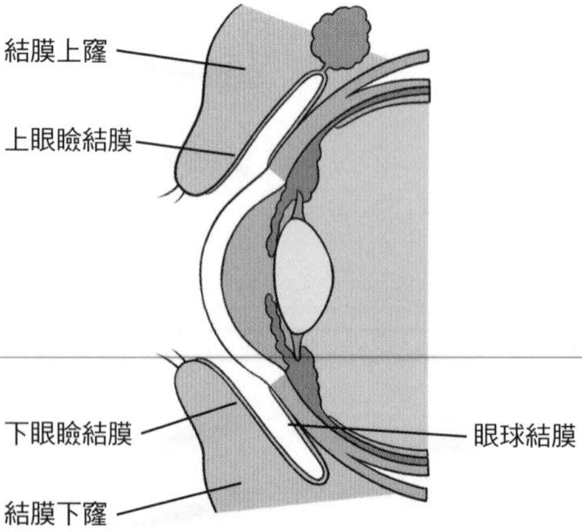

5 眼瞼開闔肌「提上眼瞼肌與眼輪匝肌」

負責眼瞼開闔的肌肉若是失常，則會造成眼瞼無法闔上以及眼瞼下垂的狀況。例如顏面神經麻痺會造成無法閉合眼瞼，如果眼表面曝露於空氣中過久，眼表面過於乾燥可能會引起角膜破皮、缺損甚至角膜潰瘍、穿孔，喪失視力。

6 眼外肌

眼外肌負責轉動眼球，總共由六條肌肉構成，分別為上直肌、下直肌、內直肌、外直肌、上斜肌、下斜肌。（圖七）

眼外肌是藉由第三、四、六對腦神經接收大腦的命令來活動的，如果這些腦神經受到損害，就會影響眼球轉動的功能，使雙眼失去協同功能造成複視。此外，眼球肌附著在眼球外壁的地方如果受損，也會造成斜視的現象。

圖七 眼外肌

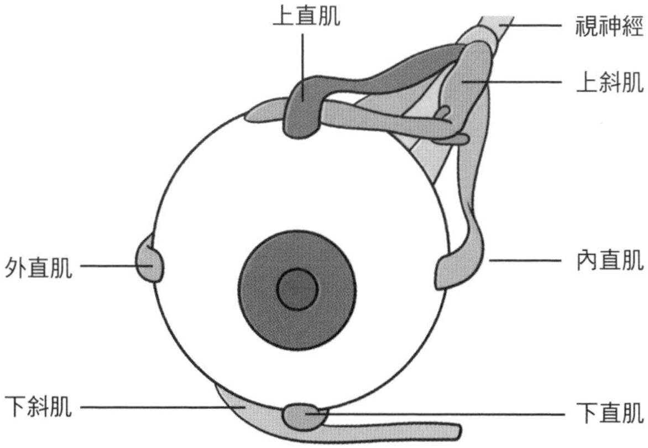

淚液很重要嗎？

淚液非常重要，因為薄薄的一層淚液「約7微米」「頭髮約60微米」覆蓋在角膜表面，才可以讓角膜表面平滑光亮，形成第一個折射表面。如果淚液不健康，角膜乾燥，折射受到干擾就會影響光線的聚焦，視覺功能自然就會受到影響。因此乾眼症的患者也會產生視力起伏不定的症狀。而要維持良好的淚液層，就得仰賴有健康的眼球附屬結構。

隱形眼鏡會跑到眼球後方嗎？

許多隱形眼鏡使用者會擔心隱形眼鏡移位，是否會跑到眼球後方。事實上，瞼結膜與眼球結膜在穹窿處相接反折，球結膜又連著角膜，所以隱形眼線是不可能跑到眼球後方或腦子裡面的，但臨床上是曾發現過隱形眼鏡小碎片躲在穹窿處很久，甚至被結膜組織包覆的案例。

瞳孔就是眼球的光圈

瞳孔是虹膜中央的孔洞，虹膜是葡萄膜最前端的組織，主要由血管和結締組織所構成，其所含的黑色素細胞多寡決定了每個人眼球看起來的顏色。瞳孔邊緣有環形的括約肌，收縮的時候瞳孔變小，虹膜中還有放射狀的散大肌，肌肉收縮時瞳孔會放大。這些肌肉都是平滑肌，瞳孔會隨著光線強弱，看遠看近，交感與副交感神經的刺激而改變大小，就像是相機上的光圈大小可以調控光線進入量與景深的長短。

角膜爲什麼是透明的？

我們的身體組織中要找到跟角膜一樣澄澈透明的器官，大概絕無僅有，為什麼角膜表面是淚水，裡面也是房水，但卻不會濕掉而失去透明度呢？

其實角膜有五層的結構，由外至內依序是上皮組織層、包曼氏膜、實質層、內彈力層、角膜內皮細胞。（圖八）（圖九）

上皮細胞有四至五層，約50微米厚，是非角質化的多層鱗狀上皮細胞，細胞與細胞間有非常緊密的結合，因此水分不會透過上皮細胞層流入角膜。上皮細胞表面並非平滑結構，最表面一層的細胞有很多微絨毛，藉由淚液的黏液成分才能讓淚水平滑的覆蓋在不親水的細胞膜上，形成平滑的屈光表面。

包曼氏層只有8～14微米，由雜亂分佈的膠原蛋白所形成，和內彈力膜不同的是，這層組織不會再生，若是被破壞則可能會形成瘢痕組織。

角膜實質層由膠原蛋白纖維所組成，佔角膜厚度的90％，由成纖維細胞（fibroblast），糖蛋白、黏蛋白基質與纖維板構成，與一般結締組織不同，纖維排列

圖八 角膜的結構

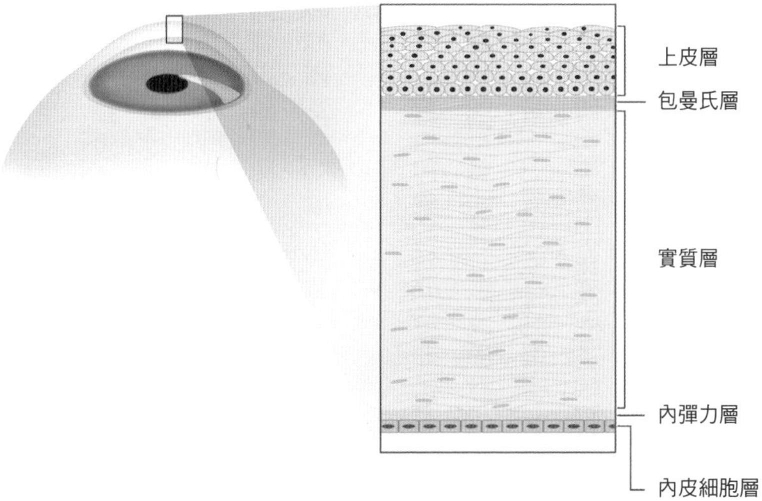

圖九 角膜與眼球輪廓剖面圖

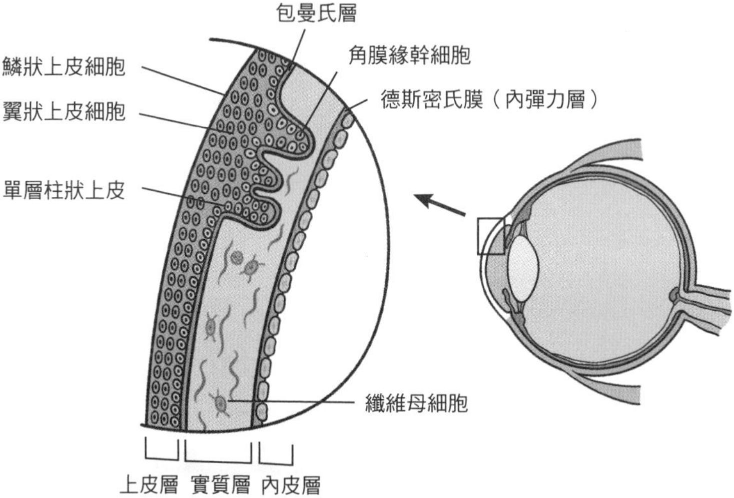

非常整齊緻密，有一定的方向，因此光線可以穿過而呈現透明。另外要維持角膜的透明性，組織含水量要維持在78%，這是因為角膜的內皮細胞擁有類似水幫浦的功能，將角膜中的水分排放到前房中。

內彈力層內側，覆蓋一層薄薄六角形細胞組成的內皮細胞層，內彈力層就是內皮細胞的基底膜，會隨著年齡而增加厚度，這層內皮細胞對維持角膜的透明度非常重要。由於這層細胞數目會隨著年齡逐漸減少，且在白內障手術當中也有可能受到傷害而影響功能，因此如何在手術中保護內皮細胞的健康也是一件極度重要的事。

角膜是一層堅韌的薄膜，直徑約有11～12毫米，中央厚度約500至550微米，周邊角膜

〔表四〕正常角膜內皮細胞數與年齡對照表

年齡（歲）	內皮細胞數／mm2
21至30	約3200／mm2
31至40	約3000／mm2
41至50	約2800／mm2
51至60	約2600／mm2
61至70	約2400／mm2
>70	約2200／mm2

以上數值為參考值，角膜內皮細胞依照人種及個人體質有所不同

較厚，是無色透明的組織，但透過角膜會看見虹膜的顏色，東方人的虹膜色素量較多，因此角膜看起來是黑色的，也就是我們所稱的黑眼珠。

除了維持透明性外，角膜也要像透鏡一樣有規則的弧度，才能屈折光線，形成良好的焦點。角膜與前房水大約可以形成一個正43屈光度的凸透鏡，是眼球最主要的屈光結構。

角膜的表面非常敏感，是身體神經末稍密度最高的地方，角膜的知覺敏感度是結膜的一百倍。前方的淚液膜除了保持角膜溼潤之外，還會在異物進入時反射性的分泌淚液除去異物。

房水從哪裡來？從哪裡排出？

房水可以視為是為角膜、水晶體、小樑網等沒有血管的組織提供營養的血液替代品，房水含有這些組織需要的營養並移除這些組織的代謝產物。

但和血液不同的是，房水沒有任何血球細胞也排除了血液中99%的血漿蛋白，因此

圖十 隅角小樑網的結構

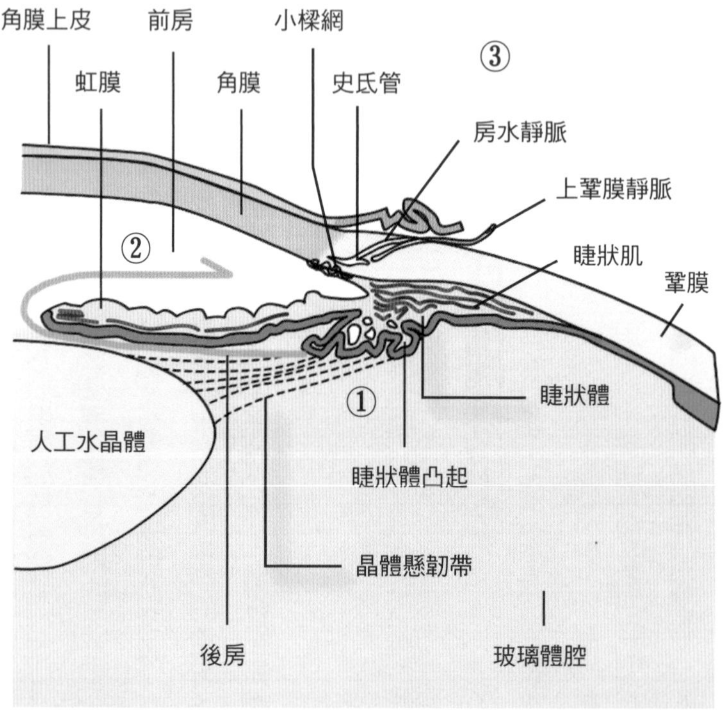

① 房水由睫狀體凸起之上皮細胞製造

② 房水製造出後流動的方向

③ 房水靜脈把史氏管的房水排泄到上鞏膜靜脈

房水是清澈透明，可以讓光線通過的。

房水是由睫狀體的突起所分泌（圖十），此處有豐富的微血管。整個眼球約有80個左右的睫狀體突起，實質層外包覆色素上皮，鄰接非色素上皮。睫狀體突起可以靠著主動運輸、過濾作用與單純滲透的方式分泌出房水至眼後房。睫狀體上的上皮細胞是過濾血液的主要細胞，是血液——房水障壁的一部分。房水中有無機的離子，有機的陰離子，穀胱甘肽（glutathion），尿素，蛋白，生長因子與氧氣與二氧化碳。

正常的房水流量約每分鐘2.0至2.5微升。

房水的排出是由後房流至前房隅角，再由隅角小樑網經由史氏管及靜脈排出眼外。另一突徑是經由葡萄膜鞏膜路徑，由前房至睫狀體肌肉間，再進入睫狀體、脈胳膜與鞏膜間的空間，然後直接透過鞏膜或穿透其間的神經血管排出眼外。

水晶體的結構

水晶體位在瞳孔正後方呈雙凸透鏡型的透明組織。前後徑約4～5mm，會隨著年紀逐漸增加厚度，赤道部分的圓盤直徑約9～10mm。但水晶體會隨著睫狀體肌肉的收縮放鬆而改變厚度，叫做調節作用。和其它組織不同的是，水晶體並沒有任何神經組織與血管，所以白內障不會疼痛，手術時水晶體也不會出血。

水晶體的結構由囊袋，上皮細胞與水晶體纖維構成。

水晶體最外層薄薄的結締組織叫做囊袋，就像糖果外包覆的玻璃紙一樣，非常的薄，前半部叫前囊袋，後半部叫後囊袋，最薄的地方是在後囊處，只有3.5微米（紅血球大小約6微米），而維持後囊的完整性是成功白內障手術的重點。

前囊袋與赤道部的內襯是水晶體上皮細胞，在赤道附近前囊袋上的上皮細胞會不斷分裂，由四方型的細胞慢慢拉長成為纖維型的細胞往水晶體內部擠壓，稱為水晶體纖維，構成水晶體主要的實質。

從水晶體的橫切斷面來看，水晶體纖維排列非常有秩序規則，六角型的纖維像積

木一樣排列，纖維細胞中細胞質非常均勻，且很少胞器。所以水晶體在年輕時可以保有非常高的光線穿透力。（圖十一）

水晶體在眼球內爲什麼不會移動？

我們眼睛在活動的時候，水晶體在眼球裡面為什麼不會跑來跑去呢？因為有水晶體懸韌帶將水晶體牢牢的固定在睫狀體上，就像是吊床的繩索一樣。韌帶由睫狀體的無色素細胞延伸到水晶體赤道的前後方，與晶體囊袋融合在一起。

韌帶除了固定水晶體外，也可以將睫狀肌的力量傳遞到水晶體，控制水晶體改變屈光度。所以韌帶的完整牢固，在白內障手術中也非常重要，如果韌帶受傷缺失，則會增加手術的困難度，也會造成人工水晶體難以固定。（圖十二）

圖十一 水晶體的結構

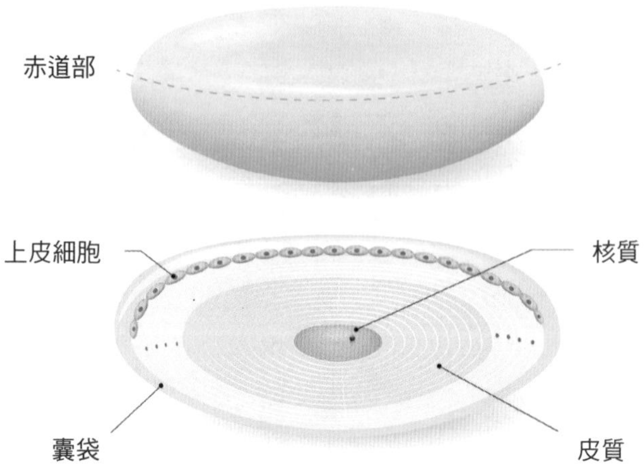

圖十二 水晶體懸韌帶

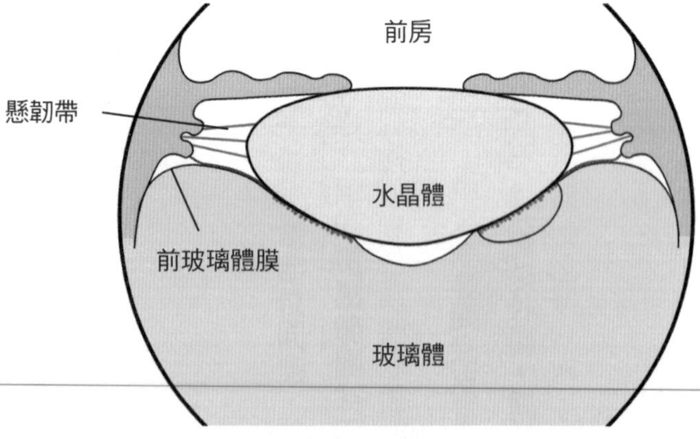

水晶體在眼球內不會游移，主要是因為有水晶體懸韌帶將之固定在睫狀體上。

正常的水晶體爲什麼是透明的？

正常水晶體能夠呈現透明的原因有下列幾個因素：

1 因為水晶體本身並沒有血管與神經分佈，因此也就沒有血管或血球細胞擋住來自外界的光線。

2 在正常的情況下，水晶體的水分含量、酸鹼值以及離子等均相對穩定，只要新陳代謝正常，水晶體可以維持穩定的透明度。

3 因為構成水晶體的纖維排列整齊，規則有序，所以當光線穿越水晶體時，造成的折射和反射相對較少發生。

4 有些外界因素會造成水晶體內物質氧化，例如強烈陽光照射等，此時，健康的水晶體內特有的 α-水晶體蛋白就會產生反應，使熱變性的蛋白質溶解，產生變性後的蛋白質就會恢復原本的特性，以維持水晶體的透明。

5 包覆水晶體的水晶體囊袋，以及與上皮細胞之間的連結，負起保護的作用，致使一些大分子的物質無法穿越，避免毒性物質損傷正常水晶體組織，用以維持了水晶體的透明度。

水晶體有哪些功能？

1 光線聚焦成像

人類的水晶體是雙凸透鏡，可以使透過角膜前房水的外來光線發生折射，然後彙聚在視網膜上，再透過視神經傳導至大腦視覺中樞，使人感受到物體的圖像。如果把眼睛比擬成照相機，人眼的角膜和水晶體相當於鏡頭的透鏡，瞳孔即是光圈，視網膜有如底片。而水晶體大約有二十個屈光度（俗稱兩千度）的折射力，一旦水晶體發生混濁，光線無法順利穿透或是發生散射，就不能在視網膜上清晰呈現影像。而白內障手術在清除了混濁的水晶體後，如果不置入人工水晶體替代原有水晶體，也會無法清晰聚焦成像的。

2 調節焦距

年輕時的眼睛就像是一個能夠自由調整焦距的相機，看近或看遠的物體都能輕鬆不費力看得清清楚楚。這是因為眼球有調節焦距的功能。眼睛的調節功能主要是由水晶體和睫狀肌來負責，當眼睛注視近物時，睫狀肌會收縮，此時水晶體懸韌帶會鬆弛，水晶體會變凸變厚而使屈折力增加，近的物體就會在視網膜上成像。相反地，在我們注視遠方物體時，睫狀肌會放鬆，使水晶體懸韌帶變得緊繃，造成水晶體變平變薄使屈光力減弱。不過眼睛的調節作用功能會隨著年紀增加而慢慢變差，到了四十歲左右，一般人都會因為調節力變差而產生老花眼的症狀。

3 平衡眼球像差

如果把眼球當成一個光學儀器，我們可以測量他的像差，也就是精準聚焦成像的能力。眼球這個光學儀器主要由兩個透鏡組成，也就是角膜與水晶體。當像差越小時，光學成像的品質就會越好。年輕時水晶體有平衡角膜像差的效果，例如角膜有正的球面像差，水晶體有負的球面像差，彼此相互抵消讓眼球有最佳的解像力。

4 阻擋紫外線進入眼球

水晶體還具有過濾部分對眼睛有害的紫外線及紅外線的功能，根據研究顯示，水晶體的透光系數能透過370至800奈米波長的光線，在此波長範圍外的光線則不能通過。因此，波長370奈米以下的強紫外線及波長800奈米以上的紅外線均無法通過水晶體到達視網膜，避免有害光線傷害視網膜。當水晶體核的硬化程度越高，對吸收紫外線的能力也越強，相對的水晶體受到紫外線的傷害也就會越大，發生白內障的機率也相對提高。因此外出時配戴可防紫外線的太陽眼鏡是預防白內障必要的防護措施。

5保護眼球

水晶體具有隔開眼球前後段的作用，因此是保護眼球構造的屏障，當眼球前部受到感染時，水晶體的存在可以防止感染擴散至眼球後方。

視網膜在那裡？

視網膜是位於眼球壁最內層的組織，厚度約0.1～0.2mm，是佈滿了感光細胞和神經纖維的透明薄膜，相當於照相機中的底片，光線進入眼球後，最後在視網膜處成像，視網膜上有錐狀與桿狀感光細胞，就像相機中的感光元件一樣。視網膜具有高度的感光敏感度，敏感度會隨著周圍環境的明亮度自動調節，在亮處時敏感度下降，暗處則上升。視網膜雖然很薄，但是結構非常精細，由十層排列整齊的次結構所組成。（圖十四）

圖十三 玻璃體的結構

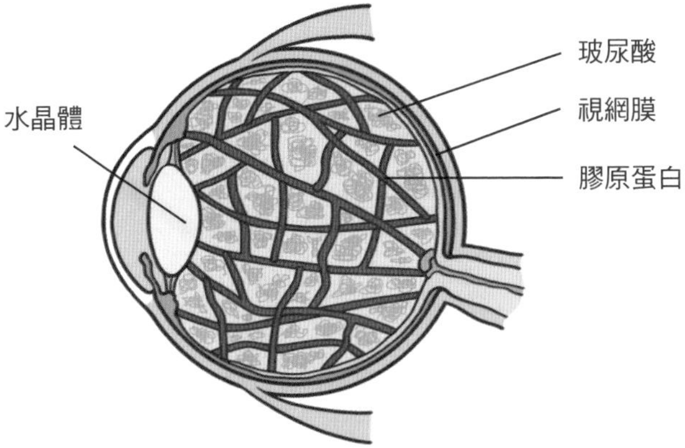

圖十四 視網膜的結構

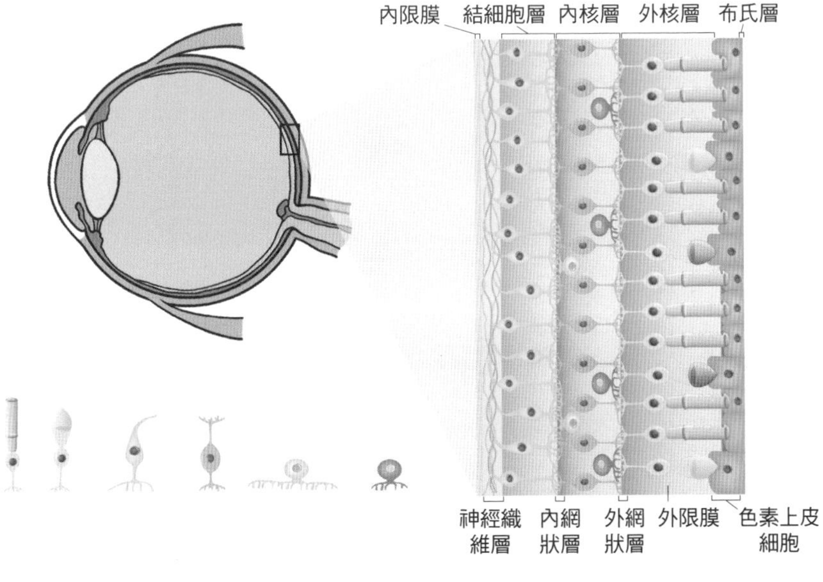

視網膜的中心部位稱為黃斑部，黃斑部含有大量的錐狀細胞，主要跟主視覺、形狀感覺及色覺功能有關。黃斑部的中心點稱為中心凹，是視力最佳的地方，視線集中在中心凹時，有最佳的解析力，用以看清楚景物。

視網膜的周邊部位則有桿狀細胞與暗視覺及周邊視力有關。

玻璃體像玻璃一樣硬嗎？

不是。玻璃體又稱硝子體，是水晶體後面的透明膠狀物質，填充眼球的後腔，約占眼球腔4/5的空間，藉此維持眼球的形狀，當眼球遭受外力壓迫時，玻璃體具有緩衝作用，避免視網膜直接受到外力傷害而受損，所以玻璃體並非是像玻璃一樣硬，但是和玻璃一樣具有透明性。雖然是透明的，感覺好像沒有其它作用，但卻是在眼內組織代謝中伴演非常重要的角色，因為它是水晶體、睫狀體、及視網膜代謝物的主要通道。玻璃體的重量約4公克，體積約有4cc。

玻璃體膠狀物質99%由水所構成，其它成份包括膠原蛋白纖維、玻尿酸與細胞。（圖十三）當年紀漸漸增加，玻璃體膠原蛋白纖維老化皺縮，在玻璃體中形成漂浮物，當光線通過時會造成陰影投射在視網膜上，讓我們感覺有漂動的黑影移來移去，也就是俗稱的飛蚊症。

玻璃體若因外傷或手術導致流失將無法再生，如果玻璃體內發炎混濁或出血遮擋住光線也會嚴重影響視力。

光線聚焦在視網膜上我們就看的到嗎？

與其說眼球是傳統的底片相機，其實反而更像是現代的數位相機。當光線聚焦在視網膜上時，我們尚未能感覺到影像，而在視網膜組織將接收到的光訊號轉化成神經訊號，經由視神經及大腦視覺徑路傳送到枕部（睡覺時接觸枕頭的部位）的大腦視覺皮質，這時我們才會「看」到東西。就好像數位相機的感光原件傳送訊號一樣，經由排線及中央處理器處理之後，才顯示在液晶螢幕上。而整個視覺系統比數位相機要來的更為複雜，因為我們所「看」到的影像，也會受到其它知覺與過去經驗的影響，而可能會有微妙的不同。

視神經的結構是怎樣？

視神經是第二對大腦神經，是由包含超過1百萬條從視網膜節神經細胞延伸過來的神經纖維所構成，就像一條大電纜線是由小電線所組成的一樣，與大腦的白質部結構類似。視神經長度約四公分，是大腦的一部分，與眼球連接處是我們可以使用儀器或肉眼觀察到的部分，稱為視神經乳頭。視神經乳頭呈橢圓形，垂直徑約1.75毫米，水平直徑約1.5毫米。

脈胳膜是什麼？

脈絡膜包覆著視網膜，是眼球壁居於中間的一層結構（請參考前面圖二），厚度約0.25毫米，其中佈滿著血管與色素，負責供應視網膜外側養分以及運送廢物，其中的色素可以形成類似相機暗盒的功能，吸收眼中散射的光線。與其它組織相比較，脈胳膜的血液流量非常大，因此脈絡膜靜脈一側的血氧濃度只比動脈側少了2％至3％。而虹膜、睫狀體及脈絡膜三者合稱為葡萄膜。

鞏膜

鞏膜包覆著脈絡膜，從眼球前端角膜的四周到後方視神經周圍整個包住眼球，可以維持眼球形狀並且保護眼球內的各個結構，也就是我們俗稱「眼白」的部分。鞏膜是白色的纖維組織構成，與角膜一樣基本上是不含血管的組織，只有在鞏膜表層的上鞏膜部位與角膜、鞏膜交接處有血管。眼外肌與鞏膜相連接處是鞏膜最薄的地方，只有0.3毫米，而最厚的地方是在後極部，約有1毫米厚。

什麼是白內障？

無論是甚麼原因造成水晶體混濁，透明程度下降，都稱為白內障。如果將眼睛比喻成相機的話，水晶體就是鏡頭，白內障就等於是鏡頭模糊的病。白內障是致盲性疾病的第一名，水晶體的混濁位置不一定發生在皮質、核、前囊或者後囊等處，有時候混濁也不一定會影響視力。但是，出現在視軸上的混濁對視力則有較大的影響。一般來說，水晶體混濁的程度會隨著年齡增加而擴大，最終導致失明。目前尚未有藥物可以治療水晶體混濁的現象，而最好的方式就是進行摘除水晶體以及植入人工晶體的手術，其安全性很高，術後也可以戴隱形眼鏡或眼鏡矯正，而且大多數患者都能夠恢復視力。

「眼翳」與「白內障」有什麼不同？

一般容易和白內障混淆的疾病包括眼翳、老人環、角膜白斑等。

眼翳又稱為翼狀贅片，是常見的角結膜病變，主要是球結膜及結膜下組織向角膜方向侵襲的退化性病變，原來黑色的角膜有白色的組織覆蓋在上面。病灶的位置是在眼球外表面，而不是在眼球內，因此有的人把眼翳稱為白「外」障。據臨床研究顯示，眼翳發生與紫外線的曝曬有相當程度的相關性，在赤道附近地區，眼翳病的盛行率也比較高。也就是說眼翳病的發生與進展和外界的長期刺激有關。

長期在陽光下曝曬，缺少太陽眼鏡的防護、或者是氣候乾燥導致沒有足量的淚液，以及灰塵、風沙的刺激，導致結膜增生、增厚以及慢性結膜炎等，常是眼翳病的發病原因。

眼翳病大多發生在中老年人身上，而且呈紅白色，因此常被誤認為是白內障。其實眼翳病是結膜層產生彈性組織般的變性，有彈性纖維的增生，同時合併有新生血管及結膜上皮增厚或變性的現象，與水晶體病變、混濁造成的白內障是完全不同的疾病。

眼翳與白內障單就視力來看，在眼球上都是被模糊不清的組織所遮蔽，視力都會模糊，患者一時不察，很容易弄錯混淆病因，其實就位置與治療方法，兩者都有顯著的不同。（圖十五）（表五）

圖十五 眼翳與過熟的白內障

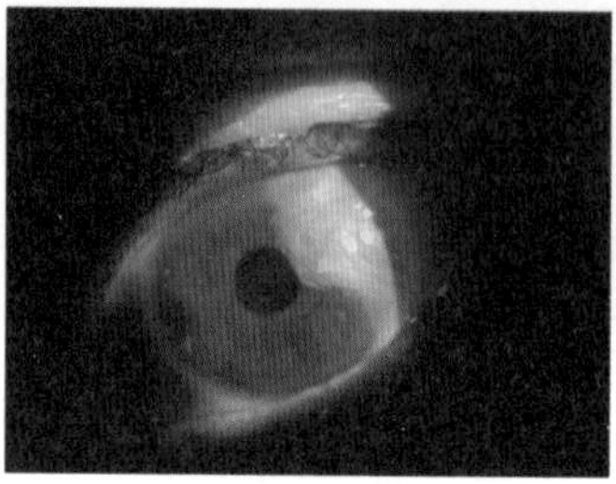

眼翳

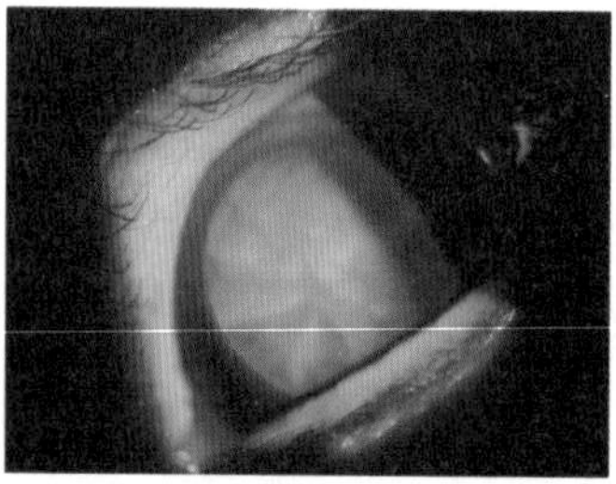

過熟白內障

〔表五〕 白內障與眼翳比較

	白內障	眼翳
位置	水晶狀部位	眼結膜與角膜上層，有半透明的三角形贅肉。
原因	年齡、藥物、疾病等因素引發水晶體發生硬化、混濁。	結膜因為光線、風沙等原因刺激，產生退化而增厚，往眼角膜增長。
治療	手術是治療白內障唯一有效的方法。開刀摘除病變的水晶體後，同時植入人工水晶體，才可回復正常視力。	輕微的眼翳可以藥物治療控制，如果嚴重到足以影響視力或造成顯著的不適才需要手術處理。如果太晚處理，造成角膜瘢痕或不規則，即使切除也不一定恢復正常視力。
症狀	視力模糊、單眼複視、近視加深、畏光、光暈等視覺症狀。除非引發青光眼或眼球發炎，一般並不會疼痛。	結膜組織受到刺激而產生變質增厚，鞏膜上層、結膜下組織增生贅肉，眼睛紅腫充血。常會有刺激、乾燥或發紅等不適感。如果造成散光或遮蔽瞳孔也會讓視力變差。

正常水晶體的蛋白質組成

正常人類水晶體蛋白質的含量很高，幾乎是其它組織的兩倍，約佔33％的重量都是蛋白質。年輕時蛋白質中有80％都是由稱為「晶體蛋白」（crystallins）的水溶性蛋白質所組成，又分成 α 與 β、γ 晶體蛋白，這兩類水溶性蛋白。

α 是最大的晶體蛋白，約有三分之一，他們會跟部分變性的蛋白質結合，避免這些蛋白質聚積在一起，主要的功能就是在水晶體纖維細胞中避免其它晶體蛋白完全變性而變成不可溶的蛋白質。

β 晶體蛋白佔了可溶性蛋白的55％，是由 βH 與 βL 所組成。γ 晶體蛋白是最小的晶體蛋白，不會和其它蛋白質結合，佔約15％。

〔表六〕水晶體蛋白

水溶性蛋白（細胞內蛋白）		非水溶性蛋白	
α 晶體蛋白	β 晶體蛋白	尿素可溶性	尿素不可溶性
		大部分細胞骨架蛋白	大部分纖維細胞膜蛋白，包括 MIP

除了水溶性蛋白質以外，水晶體中還有細胞膜上的結構蛋白和細胞骨架蛋白兩類非水溶性蛋白。

細胞骨架蛋白提供水晶體細胞的骨架結構，其中微絲與微管蛋白與其它細胞中的蛋白類似，但有兩種特有的骨架蛋白，波形蛋白（vimentin）與串珠絲蛋白（beaded filament）。如果串珠絲蛋白基因出現問題，就會造成纖維細胞的結構破壞，形成白內障。

纖維細胞的細胞膜上有許多的蛋白質，有50%稱為MIP的主要內在蛋白質。MIP會在纖維細胞開始延伸時出現，分子量約28KDa，當年齡老化這些蛋白質會開始水解成22-KDa的碎片。這兩種分子量的蛋白在20至30歲時含量差不多相同，但在水晶體核質中22KDa的蛋白含量較高。

什麼是老人環

所謂的老人環是指黑眼珠角膜邊緣出現新月形或環狀的灰白色區域，許多患者會擔心這樣的區域會不會越來越大，因往瞳孔方向擴散遮蔽了視線，而誤以為這就是白內障。

其實這只是脂質或膽固醇沉澱在角膜邊緣，並不會往角膜中心擴散，也不會影響視力。60歲以上的人，老人環是很常見的一種良性退化，並不需要太過擔心。（圖十六）

圖十六 老人環

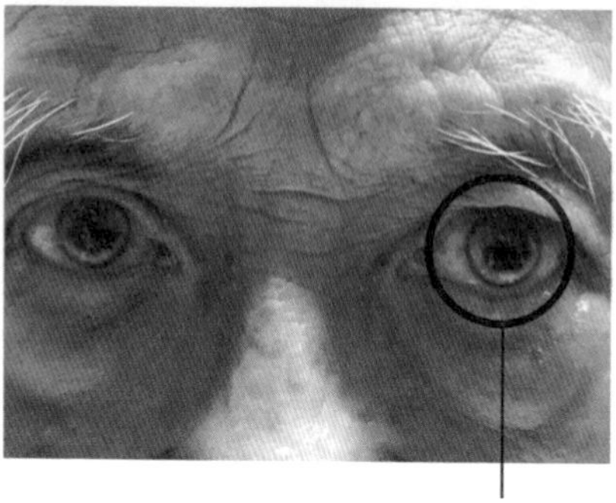

圖十七 角膜不透明的狀態

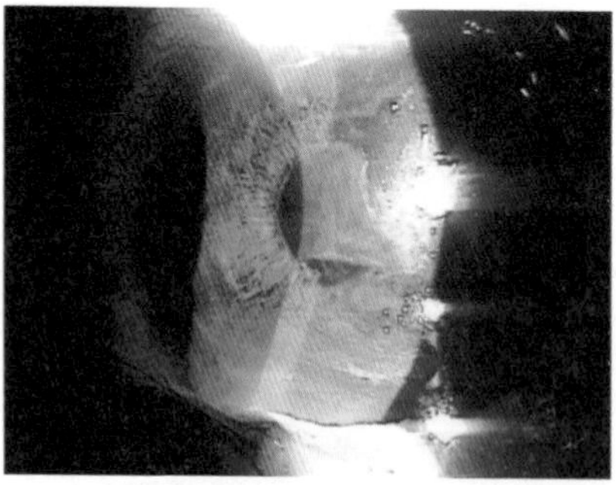

角膜白斑

角膜白斑與白內障有什麼不同？

角膜白斑是角膜不透明的狀態（圖十七），而白內障是水晶體混濁不透明的狀態。如果把眼球比擬成鏡頭，角膜是光線通過眼球的第一個鏡片，水晶體則是第二個鏡片，這兩者不論那一個混濁不透明都會造成視力模糊。角膜因為在眼球表面，所以混濁很容易觀察到，水晶體混濁一般無法自行察覺。角膜白斑常是因為角膜發炎所導致，在發炎時也會疼痛不適，而白內障一般不會引起疼痛，所以兩者有很大不同。

正常的水晶體如何進行新陳代謝？

人體中每個器官組織的新陳代謝都是一個複雜的過程，水晶體的新陳代謝過程也不例外。水晶體內生理活動的能量主要來源是三磷酸腺苷（ATP）；菸草醯胺腺嘌呤二核苷酸磷酸鹽（NADPH）是水晶體內重要的還原性輔酶，參與包括脂肪酸和麩胱甘肽（Glutathion,GSH）等許多物質的合成；而水晶體本身還能自行合成DNA、RNA、蛋白質（如晶體蛋白）和膜的成分。

正常的水晶體會進行的新陳代謝過程有：

1蛋白質代謝：

水晶體是人體內蛋白質含量最高的組織，水晶體內蛋白質的合成反應主要合成晶體蛋白質和內源性蛋白質，合成後的蛋白質在長時間內保持穩定，有少量蛋白質在內肽酶類（endopeptidase）和外肽酶類（exopeptidase）作用下降解為胺基酸。蛋白質反應位於水晶體的外層，是一個終生進行的反應。

2糖代謝：

水晶體內的糖代謝主要是為了維持水晶體的透明性。由於水晶體內沒有儲備糖的功能，因此來自房水的葡萄糖是水晶體主要的能量來源，而葡萄糖進入水晶體細胞的方式，是透過細胞膜的胰島素促進性滲透作用（facilitated diffusion）與單純的滲透作用。其中有90％至95％的D－葡萄糖進入水晶體後，經過己糖激酶（hexokinase）催化反應之後會變成6－磷酸葡萄糖，這是糖類代謝的瓶頸反應，一部分的葡萄糖會經由糖解作用被分解，但約有10％的葡萄糖則經由五碳糖磷酸途徑，也就是磷酸戊糖循環（pentose phosphate pathway），生成NADPH和山梨醇（Sorbitol）等產物。因此，當眼內葡萄糖的濃度增高時，作用於磷酸戊糖循環的酶活性就會增強，以便進行分解作用，因而造成山梨醇的堆積。山梨醇由多元醇脫氫酶（polyol dehydrogenase）代謝成果糖。但因為代謝速度過慢，所以山梨醇累積更多。也由於水晶體對山梨醇的滲透性很差，山梨醇會一直累積在水晶體內。山梨醇和果糖會讓水晶體滲透壓增加，將水帶入水晶體內。一開始水晶體耗費能量的水幫浦會將水分排出晶體，但最後幫浦會失效，造成晶體纖維鼓脹，使正常的細胞骨架被破壞，水晶體變成混濁。而醛糖還原酶（Aldose reductase）是磷酸戊糖循環的關鍵酶，在白內障形成的過程中佔有關鍵的角色。只有在有高磷酸戊糖循環酶的動物中會有水晶體混濁，而沒有磷酸戊糖循環酶的動物就沒有白內障的形成問題。

水晶體內屬於低氧環境，因此葡萄糖的有氧糖解會被限制，因此僅有少數的葡萄糖會經由三羧酸循環（tricarboxylic cycle）產生三磷酸腺苷，而由無氧糖解產生的三磷酸腺苷約佔70％。（圖十八）

圖十八 水晶體糖代謝過程

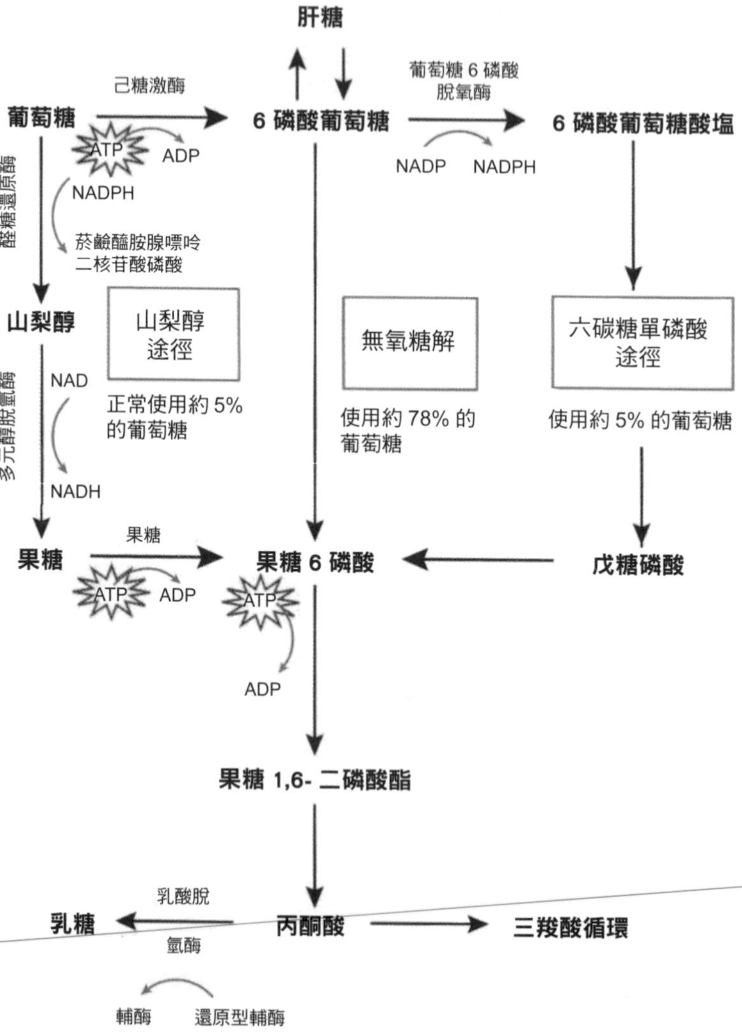

3 抗氧化機制：

麩胱甘肽（Glutathion,GSH）是水晶體內重要的抗氧化物質，當眼睛受到紫外線照射後，在水晶體內發生的光化學反應會產生自由基，包括過氧化物、單分子氧等，這些自由基會與水晶體膜的細胞發生反應進而破壞水晶體膜的穩定性，例如氧化鹼基會造成DNA雙螺旋結構的損壞，與水晶體蛋白質發生交聯作用而形成聚合物，累積在水晶體內，導致水晶體的透明性逐漸混濁。不過，正常的水晶體內具有抗氧化機制能有效阻止自由基產生的物質在水晶體內的聚積。此外，維生素C也是水晶體抗氧化過程中一個很重要的元素。

水晶體老化的因素

正常細胞代謝就會產生自由基，外來的因素像是輻射線也會產生自由基。水晶體是光線通過的組織，光線也是輻射線的一種，所以光傷害也是我們必需密切注意的。

高度活化的自由基會導致晶體纖維的傷害，細胞質與細胞膜上脂質的過氧化是水晶體混濁的一個重要因素。在脂質過氧化過程中，氧化物從多元不飽和脂肪酸中奪取一個氫原子，形成脂肪酸游離基，這些游離基接著會攻擊氧分子，形成脂質過氧化物（LOOH），更進一步形成丙二醛（MDA），這是一種交叉鏈接物質。據推測 MDA 會與細胞膜脂質與蛋白質作用，讓他們無法發揮正常的功能。

因為水晶體內與外的氧氣少，自由基可能主要不是和氧產生反應，而是直接與分子作用，例如 DNA 就很容易受到攻擊，而且有些是可以恢復的，有些則不行。而自由基也會攻擊蛋白質與脂質，目前尚未發現有任何修復機制，因此這些傷害會日漸累積。

但曝露在高濃度的氧環境中，例如長期的高壓氧治療也會導致近視加深，使水晶體核質混濁或形成白內障。在接受玻璃體切除術時也會讓水晶體曝露在高氧環境中，因此在玻璃體切除手術後，很容易形成白內障。

正常的水晶體如何抗氧化？

人體正常的有氧代謝過程中會自然形成許多活性氧物質，在這些氧化的過程中會產生自由基，這些不成對的活潑自由基會與體內許多的核酸、蛋白質、或生物膜上的多元性不飽和脂肪酸產生反應，導致人體氧化性傷害；自由基還會和細胞內的蛋白質反應導致蛋白質變性，影響人體內代謝反應所需要的酵素喪失活性，破壞細胞的正常功能；此外，自由基也會攻擊 DNA 分子造成基因突變及毒性的產生。近年來有許多臨床證據顯示自由基在體內的堆積是造成老化與相關疾病的重要因素，如癌症、心血管疾病、白內障、關節炎及巴金森氏症等。

正常的人體為了抑制或清除自由基，通常具有抗氧化的防禦系統，由抗氧化酶及非酶性之抗氧化物質，進行交互作用來移除活性氧與自由基，保護人體不受活性氧物質的傷害，水晶體也不例外。

正常房水中過氧化氫濃度較高，而位於水晶體內部的代謝過程以及外界輻射等因素都會產生氧化物質，如果水晶體持續曝露在高氧化劑的環境中，將會造成水晶體混濁的情形。

正常狀態下，水晶體的抗氧化作用，主要包括：酶和非酶性保護系統。

1 酶保護系統：

水晶體中的抗氧化酶包括：過氧化氫酶（catalase）、超氧化物歧化酶（抗氧化酵素 SOD）、麩胱甘肽過氧化物酶（glutathion peroxidase）、6－磷酸葡萄糖脫氫酶（Glucose-6-Phosphate Dehydrogenase）和麩胱甘肽 S 轉移酶（Glutathione S-transferase）等。目前的研究，以麩胱甘肽的資料最多，是水晶體中主要自由基的清道夫，在麩胱甘肽過氧化酶的作用下，麩胱甘肽能將過氧化氫還原成水；麩胱甘肽還原酶則會將氧化物型麩胱甘肽還原成具抗氧化效應的麩胱甘肽；此外，過氧化氫酶和低濃度的超氧化物歧化酶與氧自由基和過氧化氫還原成水的過程有關。

2 非酶保護系統：

非酶性抗氧化系統主要包括：維生素 E、維生素 C、麩胱甘胺酸、β－胡蘿蔔素及有機硒等。

維生素 C 為細胞中主要的水溶性抗氧化劑，可以直接消除自由基進而有效終止自由基可能引發的鏈鎖反應，還可以將維生素 E 還原，水晶體內的高還原型維生素 C 為高效能的抗氧化劑，而維生素Ｅ能對抗脂質過氧化；其他如類胡蘿蔔素、肌肽、青黴胺、膽鹼、牛磺酸等也有抗氧化作用。

此外，水晶體蛋白質中的 α－晶體蛋白質本身具有伴護子的（Chaperone）作用，在水晶體發生氧化反應時，能抑制氧化作用。

年紀大爲什麼會產生白內障

因為水晶體蛋白質會聚合形成不溶於水的大粒子，造成光線的散射而引起水晶體混濁。即使水晶體尚未混濁，不可溶性的蛋白質還是會隨著年紀增加而增加。在水晶體纖維成長的自然過程中，不可溶性蛋白質的比例會提高，但是在白內障形成的過程中速度會更快。

嚴重的白內障，其不可溶蛋白質的含量與混濁程度相關，過熟的核質白內障中可能有多達90％的蛋白質都是不可溶性。而氧化過程中蛋白質與蛋白質，蛋白質與谷胱甘肽形成雙硫鍵。在這過程中，纖維細胞質中還原型的谷胱甘肽會減少，氧化型的谷胱甘肽會上昇。因此谷胱甘肽是在細胞質中抗氧化不可或缺的物質。

不可溶性蛋白中也含有黃色或棕色的色素，這在核質性白內障中的濃度很高，也是老化的水晶體為什麼會變黃色的原因。

白內障用肉眼看得到嗎？

一般白內障用肉眼是觀察不到的，除非已經惡化到非常嚴重的程度，例如過熟成完全白色的白內障才能從瞳孔直接看到。要檢查是否有白內障，只要眼科醫師使用裂細燈顯微鏡就可以檢查出來。

在家裡能自我檢查到白內障嗎？

老年性白內障屬於成人病之一，但自覺症狀不明顯，因此，很難在家中透過照鏡子等方式發現，大多數的白內障患者都是在不知不覺中惡化，直到視力模糊、影響到生活工作時，才驚覺自已得了白內障。

白內障主要的自覺症狀是視力減退，但是每個人的程度不同，有些人經過幾十年也感覺不到眼睛視力的異常，但也有人在幾個月之內視力就從1.2降到0.1，就端看白內障惡化的速度而定。

初期白內障無法自覺，因為白內障不會有疼痛的感覺，必須透過專業的眼科醫生以及專門的眼科設備，才能發現水晶體混濁的現象。除非水晶體完全變成乳白色混濁，才能透過肉眼被發現，但通常此時的視力都已經惡化到必須接受手術治療的程度了，而且是屬於較難處理過熟的白內障了。

自我提早發現白內障可能性的幾個要點：

1 視力模糊，尤其是夜晚時視力更差。雖然沒有疼痛感，但因為經常看不清物體，所以容易造成眼睛吃力、疲倦。

2 出現單眼複視或重影，物體看起來變雙重或三重影像。這和白內障水晶體混濁可能造成散光度數增加或眼球像差增加有關。

3 由於白內障引起的水晶體硬化，折射係數改變，可能會使部分老花眼與近視患者的度數大幅改變，使鏡片的度數經常變化。這有可能是原來老花眼很嚴重，但隨著年紀增加，看近的老花症狀卻改善了，尤其是原來有遠視的患者，常常會有這種情形發生，這是白內障加深的警訊。若是原來有近視的患者，在幾個月內近視度數大幅增加，最有可能是因為白內障所造成的。

4 漸進性視力減退也很容易被忽略。人的眼睛，當單眼的視力減退，若另一隻眼視力正常的話，在雙眼同時看東西時往往不會發覺眼睛的異常。因此可以時常將單眼遮蓋起來，確定另外一隻眼睛視力是否減退，來提早發現視力的異常。

5 對光線感到刺眼或有光暈，光線強時反而看不清楚，在昏暗處反而較為舒服，這往往是後囊混濁的表現。

當自我檢查發現有白內障的類似症狀，要注意不要自行買成藥治療，一定要及時到專業醫院進行確診，因為及時發現治療可以提高白內障的治療效果，越是後期的白內障越難處理，尤其是疾病因素所導致的白內障。在台灣有相當多的高度近視患者，容易引發早發性白內障。此外，糖尿病患者也比一般人更容易罹患白內障同時，併發危險性高的「糖尿病性網膜症」而導致失明；而患「風濕症」以及「哮喘病」患者，也會因長期使用類固醇治療，而容易引發白內障，所以應該要定期做眼睛檢查。

年紀大了都會有白內障嗎？

老年性白內障是屬於最常見的白內障類型，顧名思義就是與年紀有關，根據統計，國人罹患白內障的比例：五十歲以上占60％，六十歲以上佔80％，而七十歲以上則高達90％。年齡加上白內障進展的速度，可以推論五十歲以上有過半數的人會發生白內障的變化。

但是，水晶體混濁的原因並非只有年齡這一個單一因素，也可能與環境、習慣、飲食、基因、遺傳或代謝等因素有關，只是因為水晶體結構會隨著年齡增加也逐漸衰老，因此在年紀大的人當中白內障發生的機率也就相對提高了。

此外，白內障並不是老年人才會有的眼疾，如外傷、疾病、營養不良等原因都有可能導致白內障提早出現。

老年性白內障的發展是一個緩慢的過程，當發展到可以直接看出混濁情形，或是本身意識到有白內障存在，可能已歷經數年甚至數十年的時間。也就是說，這種老化變化並非突然發生，而是在長時間裡一點一點的改變。所有的老化現象都是如此，白內障也不例外，因此如果在六十歲時出現水晶體嚴重混濁，或許在十年前就已經開始發病了。也就是說，如果要預防眼睛老化與白內障惡化，從年輕時就要應該要開始注意。

尤其是現代人有許多不良的生活習慣，加上環境中有害物質的增加，有許多人在三十歲便出現體力下降、白頭髮、皮膚失去光澤、性欲減退等老化現象，因此，就算是從二十歲開始留意預防老化的方法，並非是言之過早的概念。

有白內障一定會失明嗎？

白內障據統計是造成中重度視力受損最主要的原因之一，約有33%的中重度視力受損是因為白內障所引起。但並非所有白內障都會發展到影響視力的程度，有些患者的白內障終其一生都只維持在輕度的狀況，影響視力的程度不大。

此外，白內障主要的症狀就是水晶體混濁，就像照相機的鏡頭受損一樣，但只有發生在主視軸的混濁才會影響視力，換句話說，就是在通過瞳孔的光線受到影響時，視力才會下降。如果水晶體的混濁是在周邊，對視力就不一定會造成影響。

但即使水晶體混濁的程度已經嚴重影響視力，造成日常生活上的不便，也並非是無法醫治的絕症。隨著醫學科技的進步，白內障手術合併人工水晶體植入的技術也有很大的發展，通常經過白內障手術及人工水晶體植入的患者，在術後都可以恢復視力。就像相機的鏡頭鏡片壞掉一樣，更換一個好的鏡頭，相機就可以回復良好的功能。因此白內障的視力受損其實是可回復性的。

但如果白內障患者同時患有其他眼疾，例如視網膜剝離、糖尿病性視網膜病變以及青光眼，這就像相機的感光原件或傳導排線壞掉一樣，只更換鏡頭是沒有辦法回復功能。因此如有合併其它眼疾時就必須要及時治療，進行白內障手術才會有良好的效果，才不至於導致永久失明。

有白內障一定要馬上手術嗎？

在檢查眼睛時，如果發現水晶體有混濁的跡象，通常醫生就會診斷為白內障，但有程度輕微嚴重的不同。就像長白頭髮一樣，頭上雖然只有一兩根白頭髮，我們會說這個人有白頭髮，但和整顆頭白髮濯濯的意義是不一樣的。

如果白內障視力未嚴重到足以影響日常生活工作，水晶體也只是輕微的混濁，一般來說不用馬上進行手術，可以在醫生的建議下，使用藥物治療延緩水晶體混濁的速度。

目前以藥物治療白內障，只能達到延緩的作用，並不能降低水晶體混濁的程度，如果發現視力有明顯的下降，工作與生活開始受到影響，就應該立即就診，並且考慮接受手術。

相反的，有時白內障手術並非只為了移除白內障，有時為了治療其它眼疾，可能也會考慮移除天然的水晶體。例如，隅角閉鎖型青光眼患者，移除水晶體往往可以使得眼壓獲得較好的控制。

白內障成熟後不做手術會有什麼危險？

有些人認為，白內障是水晶體混濁，如果不治療最嚴重的狀況就是失明而已，不動手術摘除也沒有關係。這其實是錯誤的觀念。因為，在白內障發展的過程中，可能會產生嚴重的併發症，這些併發症大多發生在白內障中期和晚期，不僅會造成失明，有時還會引起眼內嚴重的發炎，導致眼球萎縮，還有些患者可能會因為無法忍受長期眼痛，最後只能摘除眼球。也有一些患者，因為白內障而使其它眼疾被忽略，沒有被發現，以至錯失治療時機，使得可回復性的失明變成不可逆的狀況。

白內障患者在膨脹期與過熟期可能會出現的併發症有：

1 續發性青光眼

在水晶體產生混濁時會因水晶體的水分增多而逐漸增厚膨脹，使得水晶體與虹膜內面的距離縮短。尤其在眼球較小的患者，膨脹的水晶體可能會造成與虹膜接觸而產生瞳孔閉鎖，使房水流動不順暢，無法由後房流動至前房，而房水無法排出眼球，會造成眼壓升高，導致青光眼。因為眼壓增高，角膜可能水腫，再加上前房過窄，如果等到此時才來接受白內障手術會使手術困難度提高，產生併發症的可能性也會增加。

白內障過熟期會因白內障產生的可溶性晶體蛋白大量溢出水晶體，這些蛋白質與發炎細胞阻塞房水通道，也會引起眼壓升高，造成繼發性青光眼。如果眼壓過高的時間持續過久，尤其老年人，會引起眼前節缺血、虹膜沾黏、視神經缺血等併發症，視力也會嚴重下降，而且很有可能會導致失明。

不論是哪種原因引起的續發性青光眼，都必須儘快進行白內障摘除手術，才能有效治療。

2 水晶體溶解性葡萄膜炎

在白內障過熟期，水晶體皮質溶解吸收而進入前房的晶體蛋白，會誘發自身免疫反應，引發水晶體過敏性葡萄膜炎，造成玻璃體混濁，甚至出現視網膜及黃斑部水腫。

一般白內障是不會造成疼痛的，但是如果誘發了青光眼或葡萄膜炎，就會造成疼痛。

白內障能治癒嗎？

白內障是屬於可治癒性的疾病，透過白內障手術，絕大多數單純白內障患者可以恢復接近正常的視力。

目前尚沒有藥物可以治癒白內障，手術是最有效的治療方式。目前白內障手術的方法有：

1 現代白內障囊外摘除術合併人工水晶體植入術

2 小切口白內障摘除合併人工水晶體植入術

3 超音波白內障乳化吸除術合併人工水晶體植入術

4　飛秒雷射輔助微切口超音波白內障乳化吸除術合併人工水晶體植入術

白內障囊內摘除以及囊外摘除術已經很少使用了，目前只用在無法進行超音波白內障乳化吸除術合併人工水晶體植入術的手術條件狀況。而飛秒雷射輔助白內障手術是現階段最為精緻準確的手術方式。

白內障手術的成功率有多少？

現代白內障手術的成功率相當高而且併發症少，是所有醫療手術中，安全性最高效果最好的其中之一。依據二〇一七年 lancet 論文的回顧，併發症發生的比率極低，統計如下表。（表七）

由此文獻回顧可以看出，白內障手術無論在術中、術後併發症發生的機率都非常低。如果懼怕手術的併發症而不敢接受手術治療，是一件非常可惜的事。

〔表七〕白內障手術併發症盛行率

術中併發症		盛行率
	後囊袋破裂或無玻璃體脫出	0.5 至 5.2%
	術中虹膜無力症或虹膜脫出	0.5 至 2.0%
	虹膜或睫狀體受損	0.6 至 1.2%
	水晶體物質沉入玻璃體	0.002 至 0.2%
	上脈胳膜積水或出血	0 至 0.4%
早期術後併發症		
	暫時性眼壓升高	0.3 至 1.8%
	角膜水腫	0.1 至 5.4%
	毒性前房症侯群	0.1 至 2.1%
	人工水晶體偏移或脫位	0.1 至 1.7%
	殘存白內障碎片	0.5 至 1.7%
	傷口滲漏或損壞	0.02 至 1.1%
	前房出血	0.02 至 0.1%
	眼內炎	0.006 至 0.04%
晚期術後併發症		
	後囊混濁	0.3 至 28.4%
	黃斑部水腫	1.2 至 11%
	偽晶體大庖性角膜病變	0.3 至 5.4%
	前膜纖維化與攣縮	0.47 至 3.3%
	慢性虹彩炎	1.1 至 1.8%
	視網膜裂孔或剝離	0.1 至 1.3%
	眼內炎	0.017 至 0.05%

白內障手術要做幾次？

做白內障手術之後，還會再出現白內障嗎？白內障手術後眼球天然的水晶體就會被移除掉，只剩下囊袋薄膜留下來，供做置入人工水晶體的固定空間。因此天然的水晶體不可能會再度出現，所以白內障手術除非有併發症需要處理，不然，一生只需要進行一次就可以了。而殘留在囊袋薄膜上的水晶體上皮細胞，某些情況下會延著後囊膜再生而讓後囊膜產生混濁。這種情況稱之為後發性白內障，但並不需要再次手術，只要在門診使用雷射將混濁的後囊膜打開即可。

白內障手術可以讓視覺品質更好嗎？

目前的白內障手術已非單純的復明手術，要在移除白內障手術的同時置入人工水晶體，這樣的手術方式就像替眼睛換上一顆新鏡頭。藉著更換鏡頭，我們可以為眼睛調整光學的解析度，消除患者原有的近視、遠視、散光、老花以及球面像差，這樣的手術概念，我們稱之為屈光白內障手術。也就是在手術後增進患者的視覺品質，在術後對眼鏡的依賴性也可以儘量地減少。

什麼是像差？

前面提到眼球就像是一個照相機，平行光線進入眼球，經過角膜與水晶體將光線聚焦在視網膜上。角膜和水晶體即是眼球的光學系統，肩負著將光線精準聚焦的功能。然而只要是光學系統，就有不完美的地方。如果一個完全完美的光學鏡片，平行的直射光垂直通過鏡片，會形成一個很完美的焦點（如圖十九），光線行進時，我們把同一時間的光線位置連在一起，稱為前導波，就像是樂隊遊行時首排的隊員。經過完美鏡片時，前導波會形成一個完美的曲線。但是只要光學鏡片有不完美的地方，形成的前導波曲線就無法那麼完美。實際的前導波與理想的前導波兩者之間的差別，我們就稱之為「像差」。在三維空間來看像差，就像是地型模型一樣，這樣的地型模型我們可以用類似樂高玩具的積木方塊來重新組合，大的積木我們稱之為低階像差，小的積木我們稱之為高階像差。Zernike 多項式簡單說來就是這樣的概念。

一般自動驗光機所測出來的近視，遠視，散光度數都是屬於低階像差，是影響視力最主要的光學因素。而高階像差就需要較精密的像差儀來做測量，高階像差雖不一定會影響視力，但對視覺品質會有不同程度的影響。

圖十九 前導波與像差

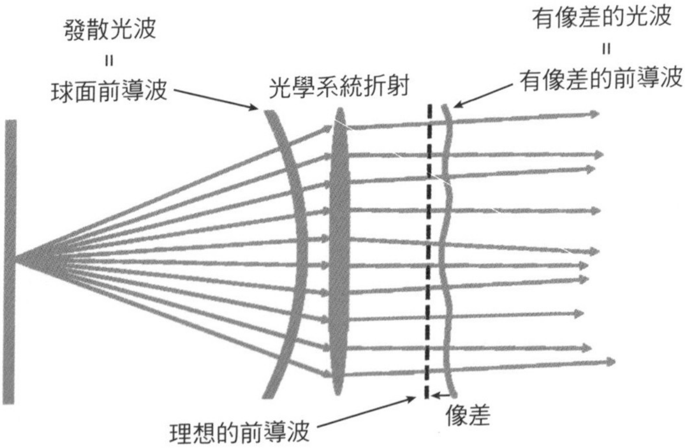

第2章

病因篇

隨著年齡增長，水晶體的調節能力跟著改變？

眼球的老化最顯著的成因就是水晶體所引起的老化。水晶體的老化有三個階段，第一是水晶體平衡角膜像差的能力下降，讓視覺的品質變差。這個老化過程在二十歲以後就開始了。第二是水晶體調節的能力逐漸喪失，通常在我們四十歲左右產生老花的症狀。第三是水晶體日漸變混濁，也就產生了白內障。

我們的眼球在二十歲時，眼球光學系統的像差是最小的，因為眼角膜與水晶體的像差會互相抵消，但是隨著年齡的增長，水晶體像差無法有效的抵消掉角膜的像差，於是眼球的整體像差會逐漸增加，視力的敏銳度與清晰度也會隨之下降。（圖一）

在四十歲左右一般人會出現老花的症狀。年輕時，水晶體柔軟而有彈性，但因水晶體是一個有限體積的組織，會隨著年紀增長，使水晶上皮細胞分化成的纖維往內壓縮且越來越緻密，因此水晶體核的硬度改變，水晶體囊袋彈性也隨之下降。同時睫狀體肌肉收縮能力也日漸降低，因此使水晶體能改變弧度與厚度來調節焦距的能力慢慢下滑。當水晶體調節的幅度變小時，眼睛看遠看近的調節功能也會受限，最常見的表現是年長的

圖一 眼球像差增加

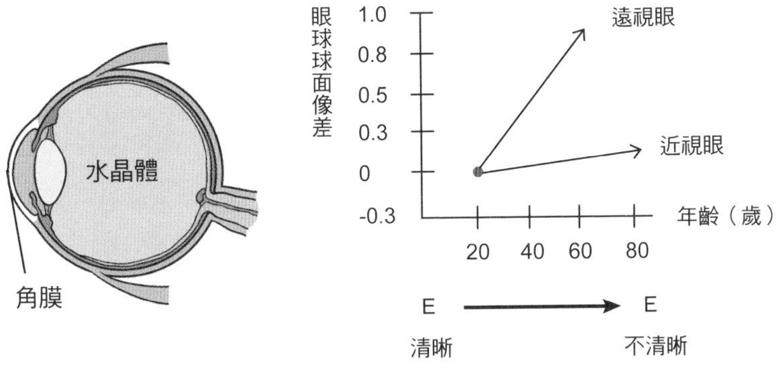

圖二 水晶體的調節能力降低

年輕時睫狀肌可以調節有彈性的水晶體，改變眼球焦距

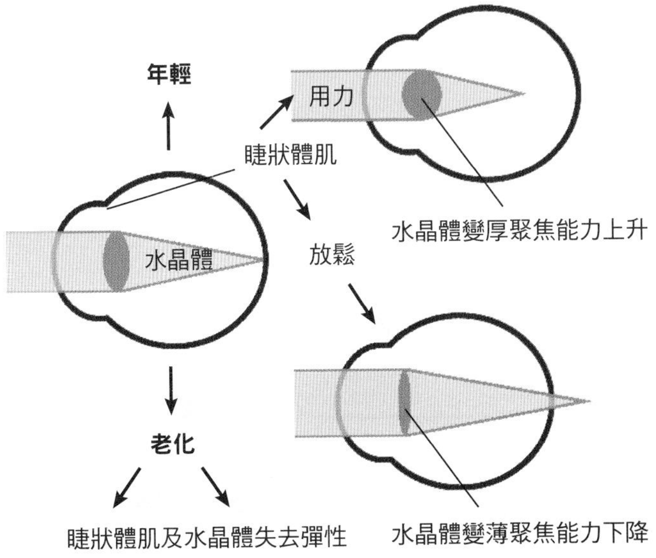

人看近物逐漸費力，必須配戴老花眼鏡。簡單的比喻，年輕人的眼球就像可以自動快速對焦的變焦鏡頭，看遠看近都不費力。但是老化的水晶體讓眼球變成固定焦段的鏡頭，只有在一定的範圍才看的清楚，因此必需配戴老花眼鏡來幫助調節。（圖二）

正常的水晶體呈透明狀，其結構主要由水晶體上皮、水晶體囊袋以及富含蛋白質的水晶體纖維組成，由於水晶體沒有血管，主要的營養都來自房水。健康的水晶體中有85％為水溶性的白蛋白，當房水代謝功能減退時，不溶性蛋白含量便會增加，而這種水晶體蛋白的變性，便會造成水晶體混濁。隨著年齡增長，水晶體也會漸漸地硬化，因此造成晶體囊袋的滲透性改變使房水的代謝產生紊亂，水晶體也因此發生變性、水腫，且由透明度開始變得混濁，也就是老年性白內障的產生（圖三）。如果加上長期各種傷害因素，例如飲酒、吸菸過多、婦女生育過多及某些全身性疾病，或是

圖三　水晶體的透明度逐漸喪失

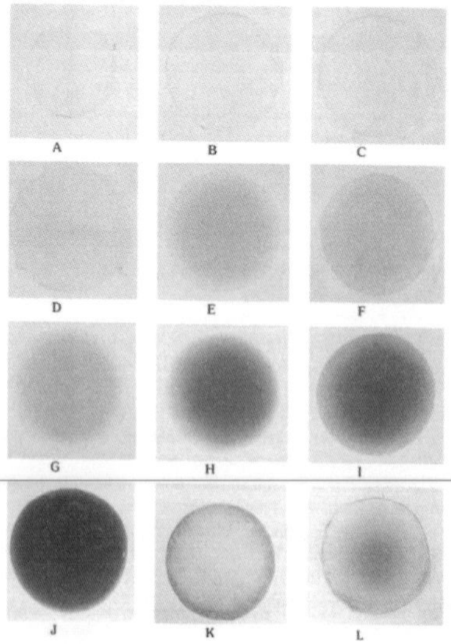

維生素C缺乏、水晶體PH的改變以及一些有毒物質滲入水晶體，更會加速水晶體氧化的損傷，導致老年性白內障惡化速度加快。

自由基會對白內障產生什麼作用？

目前對白內障的發生原因，有兩種學說，一種是自由基產生所造成的傷害（自由基學說 free radical theory），另一種是水晶體內可溶性蛋白質的變性，（奎諾學說 Quinoid theory）。

自由基就是不配對電子的氧分子，在人體內到處搶奪別的電子來配對，同時也會造成其他細胞和組織的損傷。尤其，氧化破壞作用和產生連鎖反應是自由基的重要特徵。不過體內的維生素C、維生素E、β胡蘿蔔素等抗氧化劑能夠將自由基中和。人體的日常新陳代謝都會產生自由基，但當自身免疫力低下，外在環境又充滿化學物質、汙染、輻射等不佳的情況，體內會產生大量的自由基使人體的細胞和組織受到自由基氧化的破壞作用和連鎖反應的損害。

而自由基也同樣會對眼睛水晶體產生損傷。當人體組織遭受到外在環境的影響，例如紫外線、毒性物質等，也會產生自由基，導致眼睛水晶體混濁。有研究指出，氧化損傷有可能是人體衰老的主要原因，而白內障就是因為衰老所造成的。

一般健康的水晶體，具有清除與對抗自由基所引起水晶體氧化損傷的功能，其中主要抗氧化物質有維生素C、維生素E、β胡蘿蔔素、麩胱甘肽、抗氧化酶等，此外，還有各種微量元素和礦物質亦參與水晶體蛋白質的代謝。所以，適當的攝取維生素以及保護眼睛不受紫外線的損害，都是可以抑制自由基的產生，達到預防白內障發生的效果。

什麼是奎諾學說（Quinoid theory）

奎諾學說認為白內障疾病是芳香環氨基酸（aromatic amino acid；例如色氨酸或酪氨酸等）異常代謝所產生的奎諾物質（quinoid substance）所引起的水晶體內可溶性蛋白

（soluble proteins）硫醇基（-SH groups）退化或酸化而導致水晶體混濁的現象。

常見的白內障種類有哪些？

根據成因，白內障可分成老年性白內障，小兒白內障與其它原因引起的白內障。

老年性白內障是最常見的白內障型態，通常在45至50歲之間發生，水晶體的混濁與氧化壓力有關。根據水晶體混濁的位置，又可以分成皮質、核質、與後囊混濁型白內障。隨著年齡增長有不同程度的白內障，就像年紀增加就會有白頭髮一樣。在醫學落後地區，老年性白內障是致盲因素的第一位。

小兒白內障又分為先天性白內障與嬰兒期白內障。先天性白內障是出生就有，嬰兒期白內障是出生後一年內發生。小兒白內障可能單眼或雙眼發生，約三分之一的小兒白內障是遺傳所造成，三分之一伴隨有其他眼球異常或全身性的症侯群，而另外三分之一原因不明。小兒白內障可能與遺傳因素、染色體變異或懷孕期間的胎內感染有關。

其它原因造成的白內障，如藥物引發白內障，外傷，化學性傷害，電傷害，游離性、紅外線、紫外線輻射傷害。及其它眼疾或全身性疾病。

老年性白內障是如何發生的？

引起各種類型的白內障原因，目前比較明確的有外傷、放射線、藥物中毒、其他眼科疾病、全身性疾病、代謝障礙、先天發育障礙等幾種因素。

但為什麼老年性白內障有人較早發生，有人較晚遇到，目前並沒有很確切的研究足以了解其真正的原因，只能根據《刺胳針》期刊（The Lancet），一般認為有以下幾點是老年性白內障的危險因子與保護因子：

1 水晶體營養代謝障礙

老年人隨著年齡增長，全身的器官與組織退化，例如肝臟解毒功能、腎臟排泄功能，導致血液中的穀胱甘肽、維生素以及無機鹽的比例失調，造成水晶體代謝不良。此外，缺乏維生素以及水晶體酸鹼值的改變，房水滲透壓的改變，也都會造成水晶體變性。

2紫外線照射

紫外線不但會對眼睛造成直接傷害，還會影響水晶體氧化還原的過程，使水晶體蛋白產生變性，造成混濁。

3內分泌紊亂

臨床上常見的糖尿病、甲狀腺功能減退，都與內分泌系統有關，也會影響到水晶體的代謝功能。

4遺傳因素

比較明確的是先天性白內障。而目前尚未發現老年性白內障確切的遺傳因子。

5水晶體核硬化與脫水

水晶體核就像樹木的年輪，隨著年紀增長而核的部分就擴大，當細胞代謝功能降低，氧化作用增強，水晶體也會漸漸衰老，到最後可能萎縮，造成失明。如果體內缺水，體內液體代謝紊亂，就會產生一些有害的廢棄物，傷害水晶體。

〔表八〕 老年性白內障形成的危險因子與保護因子

（引用自 www.lancet.com）

危險因子	個人因素	年齡
		較低的教育程度或社經地位
		女性
		人種差異（亞州人種比歐州人種盛行率高）（白色人種比非州 - 加勒比人種盛行率高）
		基因因素（核質白內障兩個主要基因區，第三染色體 KCNAB1 及第 21 對染色 CRYAA）（基因多形性，包括 rs3754334、KLC1、APOE、XRCC1Arg399Gln 、GSTT1 及 XPDLys751Gln，可能和容易發生老年性白內障有關。）
	生活型態	B 波段紫外線過度曝露
		吸菸
		飲酒（尚未確認）
	飲食	攝取血糖指數高的碳水化合物
		營養不良
	全身性的疾病	第二型糖尿病（皮質白內障與後囊形白內障）
		高血壓（後囊形白內障與混合形白內障）
		代謝症侯群（混合形白內障）
		中度或重度腎損傷
		血鈣濃度不足
	眼球疾病	近視眼（核質形白內障）
		大型視網膜隱結（混合形白內障）
保護因子	維持每日攝取蛋白質 100~150 公克，維他命 C 135 公克。（營養不足者）	
	增加蔬菜攝取量（尚未有足夠實証）	
	維他命 E，類胡蘿蔔素，維他命 A 或 B，或抗氧化補充營養劑。（尚未確認）	

導致嬰兒先天性白內障的原因有哪些？

1 遺傳因素

兒童時期的白內障起因大部分是先天性遺傳，因此又稱為先天性白內障，其中以良性遺傳居多，通常是雙親有一人或兩人罹患白內障。如父母雙方皆有先天性白內障，子女罹患白內障的機率是50％以上。如果父母都沒有白內障現象，孩子卻遺傳到此種基因，則稱為惡性遺傳，目前為止起因不明。

2 德國麻疹引起的白內障

如果母親在懷孕前三個月就感染了德國麻疹，病毒就會經由母體直接傳給胎兒，或是從羊水作用到胎兒的眼睛上，造成水晶體混濁。

如果在懷孕的前二個月得了德國麻疹，發生白內障的機率是100％。此外，德國麻疹除了會造成胎兒水晶體混濁之外，還會合併先天性心臟障礙，因此，提醒孕婦要做產前檢查，並且接受德國麻疹的預防接種。

會因母體感染而導致水晶體混濁的毒性感染，除了德國麻還有麻疹、水痘、腮腺炎、流感等。

3弓漿蟲所引起的白內障

弓漿蟲是一種微小的寄生蟲，原蟲常常附著於貓或小鳥的身上，飼養寵物的人受到感染的可能性較一般人高。懷孕的婦女一旦受到感染，就會從母體進入胎兒引起白內障的產生。

4醫療及藥物

懷孕其間曝露於放射線下，尤其骨盆部的照射，以及內服藥劑如副腎皮質、抗生物質、磺胺劑等，都是引起白內障的可能因素。

5孕期代謝性疾病

特別是糖尿病、甲狀腺功能不足，或營養、維生素缺乏以及濫服成藥，甚至抽菸、吸毒等，都有可能產生白內障。

除此之外，因為發育障礙而引起的先天性白內障，例如早產兒、中樞神經異常、先天性新陳代謝異常、精神發育遲緩等疾病，其出現先天性白內障的機率約為30%。

〔表九〕 小兒白內障的成因（引用自 www.lancet.com）

原發性 遺傳性 眼部異常	無虹膜症
	眼前節段發育異常
	持續胎兒脈管系統
	後圓錐水晶體
	後極部腫瘤
全身多系統症侯群	唐氏症 Down's syndrome
	羅氏綜合症 Lowe syndrome
	三染色體症 13，15
	法布瑞氏症 Fabry disease
	麻煩氏症 Marfan syndrome
	亞伯氏症 Alport syndrome
	肌強直性營養不良 myotonic dystrophy
代謝疾病	半乳糖血症 galactosemia
	低血鈣症 hypoglycemia
	威爾森氏症 Wilson's disease
	副甲狀腺功能低下
	半乳糖激酶缺乏症
母體感染	德國麻疹
	巨細胞病毒感染
	水痘病毒感染
	梅毒
	弓漿蟲感染
毒性	類固醇
	放射線
外傷	

白內障會遺傳嗎？

由於在基因學上的發現，先天性白內障被認為是遺傳性疾病，約1/3先天性白內障有明確的家族史，目前已經確定了18個基因和11個獨立位點的突變與先天性白內障有關，臨床上有一個家族中出現數個病例，甚至有隔了四代仍出現先天性白內障的例子。以遺傳的形式而言，大部分是染色體顯性的遺傳，但是近親結婚則會造成基因缺陷，使新生兒患有先天性白內障。

哪些職業的人容易得白內障？

職業上容易引發白內障的主要原因是因為紅外線照射、電離輻射、微波放射線，還有工作中長時間接觸二硝基酚（DNP）、三硝機甲苯（TNT）等，也是會導致白內障的發生。

這些相關職業列舉如下：

1 有受到外傷可能性的工作，如戶外工作人員、礦工、地質勘探人員、農夫等。

2 常接觸紫外線的人，如飛行員、航海員、導遊領隊等。

3 長期在高海拔地區等地生活、工作者，如氣象觀測站，林務工作等。

4 煉鋼廠工人，燒爐工，吹玻璃的工人。

5 長期接觸某些化學藥品者，如參與製造炸藥、染料、木頭防腐劑、殺蟲劑等工作人員。

注釋：DNP：商業上最重要的二硝基酚是2, 4-二硝基酚（DNP），是一種無味的黃色固體，能用來製造染料、木頭防腐劑、炸藥、殺蟲劑。暴露到二硝基酚主要是因為吸入的空氣、飲用的水和食入的食物含有此化學物質。在濃度低時，這些化學物質可能會造成白內障、嚴重的皮膚紅疹和降低白血球數量；在濃度高時，則會增加心跳和呼吸速率甚至造成死亡。

TNT：是一種用於軍事砲彈、炸彈、手榴彈的炸藥，也使用於工業用途及水底爆破。在美國它的製造僅發生在軍工廠內。暴露於2,4,6-三硝基甲苯會經由吃、喝、觸摸或吸入受汙染的土壤、水、食物或空氣而發生。研究報告顯示人類暴露於2,4,6-三硝基甲苯的健康影響，包括貧血、肝功能異常、皮膚過敏和白內障。

哪些全身性疾病容易發生白內障？

與全身性疾病有關的白內障，如下所示：

1 代謝性疾病，如因糖尿病、甲狀腺疾病、腎臟病、關節炎等全身性疾病所引起的白內障。這些疾病不只會影響水晶體，也會影響視網膜。因為代謝性疾病造成的白內障種類有如糖尿病性白內障、半乳糖性白內障、手足抽蓄性白內障等。

2 造成嚴重營養障礙的疾病，如肝臟疾病、嚴重腹瀉等症狀。

3 遺傳性疾病，如唐氏症。

4 長期服用會導致白內障的一些藥物，長期服用皮質性類固醇或其它特定藥物，例如異位性皮膚炎，也皆可能併發白內障。

白內障與內分泌有沒有關係？

經過臨床上證實，白內障的確和人體內分泌系統有關。尤其全身性內分泌疾病主要是透過導致代謝異常或代謝障礙所引起的水晶體混濁。常見的有：

1 糖尿病性白內障

白內障是糖尿病的併發症之一，嚴重時可能會導致失明。

非胰島素依賴性糖尿病患者（第二型糖尿病），其白內障發生的時間較正常人早，但症狀與徵兆都與老年性白內障相似。

而胰島素依賴性糖尿病患者（第一型糖尿病）出現白內障的年齡都較為年輕，如果血糖沒有控制好，很容易在數周或幾個月內水晶體就會完全混濁。

2 手足抽搐性白內障

當人體內血清鈣過低時，常會引起手足抽搐的現象，同時也會造成水晶體內電解質的平衡失調，引起水晶體代謝紊亂，所以又稱低鈣性白內障。而會造成血清鈣過低的原因包括甲狀腺功能不足、甲狀腺手術中副甲狀腺受損、或是營養障礙，其所引發的低鈣性白內障的典型表現有手足抽搐、骨質軟化以及白內障疾病。

3 半乳糖性白內障

這是屬於體染色體隱性遺傳的疾病，多發生在新生兒以及跟半乳糖代謝有關的酶缺陷所產生的症狀。由於患兒的體內缺乏使半乳糖轉化為葡萄糖的酶，因此半乳糖會積聚在體內被還原為半乳醇。半乳醇滲透性很強易使水晶體囊袋破裂，並且造成水晶體纖維水腫，引起水晶體混濁，故稱之半乳糖性白內障。

什麼是中毒性白內障？哪些藥物和化學品會誘發？

醫學上研究，長期使用某種藥物或是接觸某類毒性化學物質，會造成水晶體不同程度的混濁。常見的有：

1 藥物

皮質類固醇、抗精神失常藥氯丙嗪（也稱冬眠靈，是第一代抗精神病藥）、縮瞳劑、抗腫瘤藥物、避孕藥等。

長期服用糖皮質類固醇會引起水晶體後囊下皮質混濁，雖然一般在停藥後症狀會逐漸消失，但如果用藥時間過長，則會發展為過熟白內障。

除此之外，長期服用抗精神失常藥氯丙嗪總量在二千五百公克以上，會出現水晶體前後囊下的混濁，並且繼續擴展。某些治療青光眼的縮瞳劑也會引其水晶體前囊下混濁，雖然在停藥後可停止混濁惡化，但只要白內障一旦形成，大多數病例均不能完全消退。

2 化學物質

容易造成水晶體混濁的化學物質包括苯及其化合物、萘、金屬等。其中較常見的有三硝基甲苯（TNT）白內障，又稱 TNT 白內障，如果接觸 TNT 長達兩年以上的人，就會增加罹患白內障的機會。TNT 白內障初期水晶體及前後皮質會呈現點狀混濁，再逐漸發展成環狀，然後擴散至完全混濁。金屬如銅、鐵、汞、銀、鋅等對水晶體也是具有毒性作用，長期接觸這類金屬或含金屬的化學物質，也會導致白內障的發生。

什麼是併發性白內障？哪些眼部疾病可能同時引發？

高度近視、青光眼、眼內出血、角膜潰瘍、視網膜剝離、視網膜色素變性、眼外傷及眼內腫瘤的患者，以及罹患眼內炎症如虹膜睫狀體炎、脈絡膜炎的患者，因為容易造成水晶體的營養和代謝問題而引起水晶體混濁，每一種疾病引發白內障的時間與階段皆不同。

併發性白內障是由眼球內部其他嚴重的疾病，造成水晶體發生混濁或病變而引起白內障。如果原發病在短期內可以治癒，那麼水晶體的表面混濁的現象很容易就能恢復。

哪些眼部外傷會導致外傷性白內障？

眼部機械性的損傷、化學灼傷、電擊傷害和輻射傷害等，都有引起水晶體混濁的可能性，統稱為外傷性白內障，列舉其中幾種常見的外傷性白內障說明如下：

1 穿孔性白內障

穿孔性白內障，一般伴有複雜的眼球穿孔傷。因為眼球被銳器刺破穿孔後，可能同時伴有水晶體囊袋破裂，使房水進入水晶體內，引起水晶體纖維腫脹與混濁。如果發生在囊袋破裂的區域較微小，那麼破損可以透過水晶體上皮細胞修復而自癒，混濁現象便只會局限在破口處；但如果囊袋破裂的區域較大者，那麼水晶體纖維腫脹的範圍也較大，最後會引起水晶體全部混濁的現象，當水晶體皮質通過囊袋破口，便會阻塞房水流出通道而引起眼壓升高，還會引起續發性青光眼的產生。

2 挫傷性白內障

當眼部被鈍器擊打後，虹膜瞳孔緣會對水晶體造成衝擊，其表面的色素會印在水晶體前囊表面，相應部位的水晶體囊下就有可能引起局限性花斑樣的混濁、或點狀的混濁、或繞核性的混濁等，這類混濁現象有些會靜止不再發展，有些則會向深處發展，使症狀加重。且隨著時間的發展，新的水晶體細胞形成，並將受傷的上皮層包覆起來，進入深層的皮質，導致水晶體的混濁，形成挫傷性白內障。

3 輻射性白內障

主要是由紅外線、X射線、γ射線、中子輻射等造成水晶體及其囊袋外傷。輻射性白內障的主要表現為後囊下皮質盤狀及楔型混濁，其症狀邊界清楚，會逐漸發展到皮質全區。

4 電擊性白內障

雷擊性白內障通常發生於被雷擊或觸電之後。會導致白內障的電壓範圍為五百至三千伏特，雷擊型的白內障多為雙側性，觸電型的白內障則多與觸電部位同側，其混濁現象發生在囊下皮質，並且是逐漸發展為完全混濁。

肥胖、身高與白內障有關嗎？

根據營養與疾病的相關研究報告，有體重過重的人，要比一般體重正常的人容易發生某些類型的白內障。研究報告提出的統計數字，身體質量指數BMI超過30的人，比起身體質量指數在正常範圍的人，其得到白內障的比例高出35％以上，尤其是囊下白內障的罹患率，更是高出了68％。

這項研究還指出，白內障的發生機率跟體形也有關連性。腰圍過胖的蘋果型相較於同樣過胖的梨型體型，更容易面臨心臟病的危險，而且白內障的風險也高出了30％，原因可能是因為蘋果型身材的人會引起過量的C反應蛋白，而C反應蛋白正是心臟病及白內障的危險因素。因此，就防治疾病的角度來看，保持合適的身體質量指數將可以防止或延緩白內障的發生。

此外，還有數據顯示，不論身材是否過胖，身高在183公分以上的人比170公分以下的人，更容易患白內障，但目前還不清楚兩者之間確實的關聯性。

白內障發病與情緒有關嗎？

白內障是水晶體混濁，而情緒並不是引起水晶體混濁的主要因素。一般來說，如果因為情緒問題造成眼睛的疾病，例如白內障、失明等，通常是患者本身就已經存在眼部疾病或是全身性疾病的問題，而情緒只是一個輕微的誘因，使得原本的病情更加嚴重。因此嚴格來說，情緒異常並不會立即引起白內障的症狀。

強光照射眼睛是否會引起白內障？

強光照射以太陽光紫外線對水晶體的損傷較大，而白內障是全球致盲率最高的眼部疾病。有研究證實，長時間在強烈光線之下，會增加白內障發生的危險；也有統計資料顯示，核型白內障與接受過量紫外線照射有關，年輕時常曝露於陽光下的人，上了年紀之後，其罹患白內障的機率要比常人高出許多。

一般而言，早上十點至下午三點是紫外線最強烈的時間，應該盡量避免外出，在強光下活動或工作時，應該配戴品質良好的太陽眼鏡。此外，經常接觸強光或紫外線的高危險群，以及在裝置有紫外線殺菌燈的實驗室、手術房或冷藏庫中的工作者，都會在無意間暴露於紫外線之下；電焊工人也常會因電弧光而造成強光性角結膜炎。

此外，乾淨的新雪也會反射高達85％的紫外線，所以在雪地活動時，若沒有特別的防護，也很容易就造成眼睛受傷，也就是所謂的雪盲。

而有些藥物也會讓身體增加紫外線吸收，例如磺胺藥、四環素、某些利尿劑、鎮定劑及口服避孕藥等，因此如果正在服用這些藥物者，更應特別防止紫外線的傷害。

長期使用手機可能引起白內障嗎？

近年來由於科技以及3C產品的發達與普遍，幾乎人人都有一台手機。據調查，台灣使用智慧型手機人口數超過500萬人，同時產生了許多低頭族。在眼球發育的年齡，長時間注視平板電腦、智慧型手機螢幕，會使近視的度數提高。據統計，近視超過600度的高度近視患者，是屬於白內障的高危險群，其罹患白內障的機率也比一般人高出10倍。而手機等3C產品光源是否會讓白障提早發生，目前研究尚未有臨床實証可以確定。

後發性白內障是眞的白內障嗎？

所謂後發性白內障，主要是指在白內障術後殘留在水晶體的上皮細胞增生，以及其他組織細胞增生，所引起的囊袋混濁和纖維化，其混濁的位置發生在瞳孔中心，也就是視軸上，所以混濁到一定的程度便會影響視力。但是後發性白內障不需要手術治療，只需門診雷射即可解決。（圖四）

圖四 後發性白內障

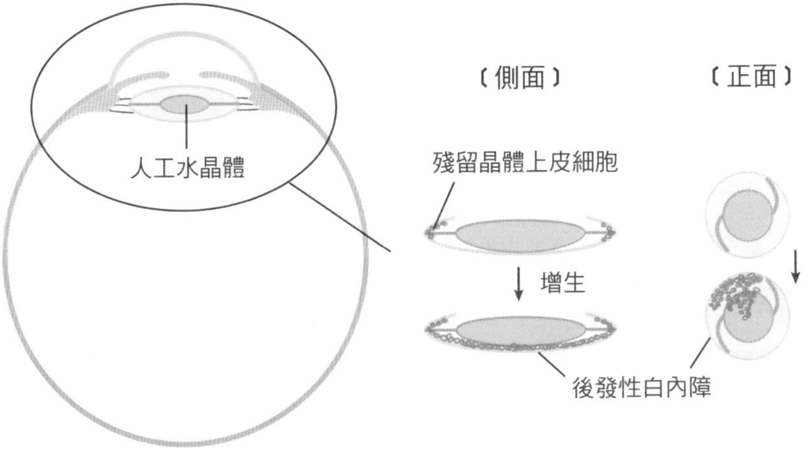

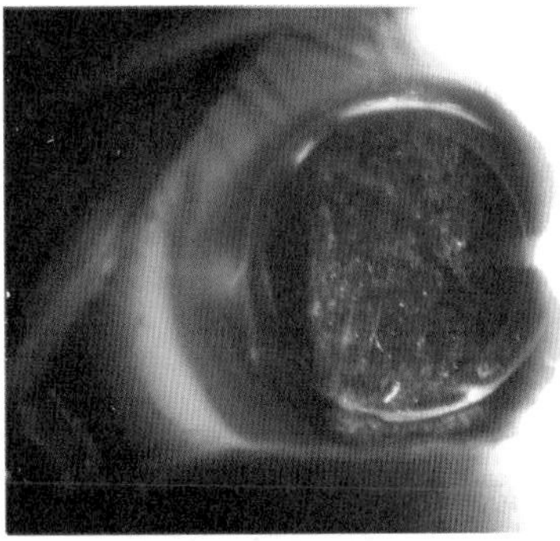

後發性白內障雷射前

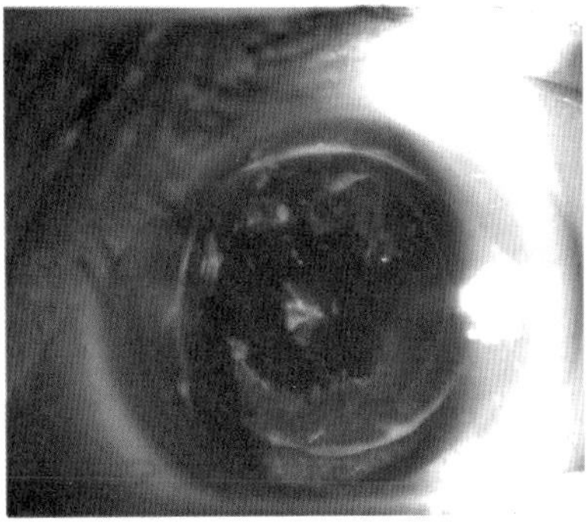

後發性白內障雷射後

哪些營養因素與白內障有關？

白內障是與代謝息息相關的症狀，而與代謝有關的營養素則包含水分、維生素、蛋白質和一些微量元素。

維生素方面，以維生素 A 與白內障關係最密切。人體若缺乏維生素 A，會造成白內障、角膜病變以及夜盲症。根據統計資料顯示，體內胡蘿蔔素含量少的人，其患白內障的機率增加五倍以上。

此外，維生素 C 與維生素 E 也能防止白內障的形成。維生素 C 可以減少光線對水晶體的傷害，而維生素 E 則能保護水晶體不受氧化作用的損害。

優質的蛋白質、微量元素鋅、硒，也都和水晶體有關；水晶體，混濁也與體內缺水有關，所以每天應該都要適量的補充水分。

飲食中鹽份過多會導致白內障嗎？

研究人員發現，如果食物中鹽分含量過高，罹患白內障的可能性就會增加。白內障指眼水晶體變混濁，如果不加以治療就可能會導致失明。

根據研究中的統計，食用大量鈉鹽的人比食用少量鈉鹽的人，其罹患白內障的機會增加兩倍。除此之外，攝取高量鈉鹽的人，除了有白內障的憂慮之外，還有些人是患有糖尿病、高血壓等疾病。

因此，日常生活的飲食，除了烹調時應注意調味的適量之外，還有很多吃起來並不覺得鹹的零食，其中也都含有不少鹽分，因此要特別注意少吃這些含有隱性食鹽的食物；此外，外食族也應該儘量避免到口味太重的餐廳用餐。

吸菸、飲酒會誘發白內障嗎？

根據臨床研究報告，白內障與體內氧化反應產生的自由基有關，當這些有害的自由基作用於眼球的水晶體，便會導致混濁。吸菸可以使體內自由基增多，也就是說，吸菸與白內障的發生有密切關係。研究人員發現，與那些不抽菸的人相比，每天抽20支香菸以上的人，罹患白內障的可能性是不抽菸的兩倍，而且吸煙量與罹患白內障的可能性成正比。

雖然尚無具體的機制了解酒精與白內障的關係，但有統計數字顯示，大量飲酒伴隨暴飲暴食，生活極度不規律的人較容易罹患白內障，原因有可能是因為過量飲酒會影響中樞神經，導致消化系統與代謝系統遭到破壞，引發水晶體的混濁。此外，酒精在體內會轉化為乙醛，與水晶體蛋白進行反應，使得白內障加重。另一方面，酒精中的各種胺基酸具有抗氧化作用，如果適量飲酒，反而有助於降低白內障的風險。

第3章

症狀篇

白內障的症狀有哪些？

白內障常出現的症狀有：

1 視力逐漸下降，出現看東西模糊的現象，但沒有疼痛感。
2 眼鏡的度數經常改變，原來沒有近視的人變成近視眼，而原本有老花的度數減輕，尤其核質型白內障。
3 看東西時有刺眼感或注視的點周圍有光暈。
4 眼前出現固定不動的黑點，尤其注視強光時，黑點會特別明顯。
5 單眼複視或多視，也就是看一個物體時會出現兩個或多個影像。
6 物體的顏色看起來不鮮明或呈棕黃色。
7 夜間視力不佳。
8 注視明亮的光線時，周圍會出現眩光和散射光，在明亮的燈光下閱讀，視力會特別模糊，尤其是後囊性白內障。

老花眼鏡度數減輕，應該高興嗎？

中年以過後，水晶體核質有稍微硬化和變黃是正常的，這種情況通常不會對視力造成太大的影響。但是如果硬化與變黃的程度太過厲害，造成水晶體中心過度的混濁，我們就稱之為核質白內障（圖一）。核質白內障通常是緩慢的惡化，但在高度近視所造成的早發性白內障時，也有可能在短期間內急速惡化。在惡化時常常造成水晶體核質因密度增加而讓屈光能力增強，折射系數提高，引起眼球度數往近視方向產生變化的現象。這種現象叫做晶體性近視。（圖二）

核質白內障通常是雙側一起發生，但也有可能一側特別厲害，尤其是早發性白內障。因為惡化時會造成晶體性近視，所以原來近視眼的患者，在罹患核性白內障後，近視可能會越來越深而需要頻繁的更換眼鏡。早發性白內障患者，常因為一眼的近視度數急速增加，造成兩眼不等視的情況越來越嚴重，最後可能導致無法舒服的配戴眼鏡。

核質白內障所造成的遠距視力的惡化比近距視力的影響更大。會讓原本有遠視的患者，因為眼球晶體近視化的現象而讓遠視度數減少。當遠視度數減少，老花眼鏡的度數也會減少，甚至有些患者會由遠視變成近視，原本看近物需要使用老花眼鏡，因核質白內障惡化後反而不用戴老花眼鏡就可以穿針引線，會覺得自己的眼睛變好了。這就是核質白內障所造成的一種特殊現象，叫做「視力的第二春」。可以擺脫老花眼鏡，好像人變年輕了。但隨著核質白內障的持續惡化，近距視力也會像遠距視力一樣越來越差，終究需要手術治療。

如果水晶體核質因為白內障而折光系數大幅增加，和水晶體皮質的折光係數相差太多，也可能會造成單眼的複視。

當水晶體核質慢慢變黃，顏色變深，會讓色調感覺變差，就好像戴著一副黃色的眼鏡，因此藍光端的色調辨識影響最大。因為光線能量被減弱，所以常常會覺得家裡面的照明度不夠亮。如果太過嚴重，晶核會變成深棕色，黑色或全白色，這時我們稱做過熟的白內障。

如果您的老花眼沒有隨著年紀增加而增加，反而減輕了，就要注意檢查是不是核質白內障加重了。

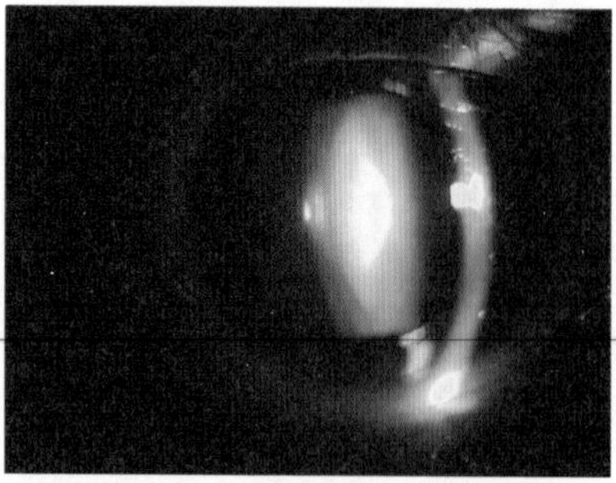

核質白內障可見呈黃色的晶核

圖一 核質白內障

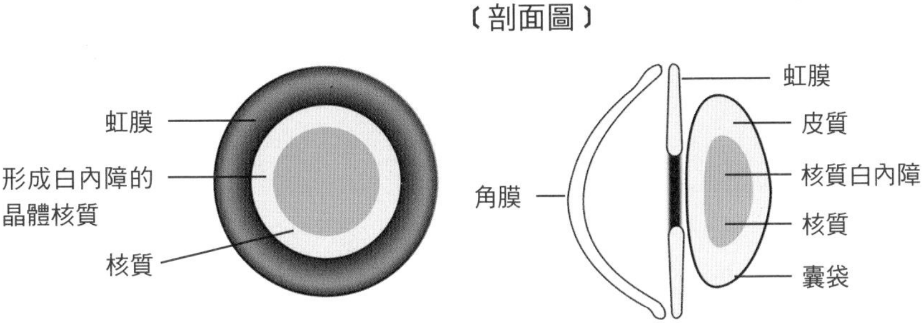

圖二 晶體性近視

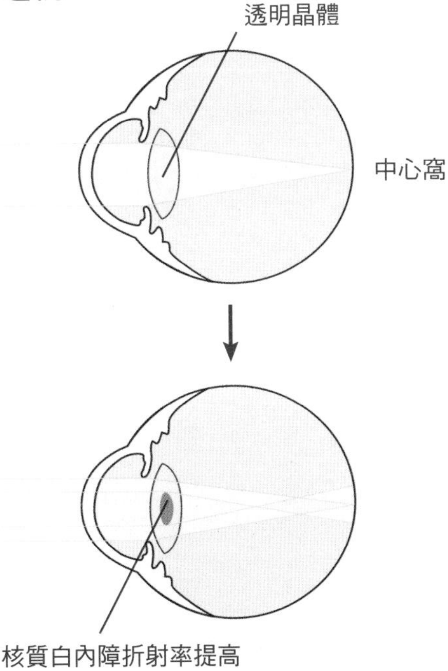

年紀大了爲什麼有時近視還會加深？

一般來說，25歲以上成年人的近視度數一般會維持穩定，不容易繼續加深的，如果發生近視加深的情況，很有可能是某些疾病所造成，例如糖尿病或核質白內障。糖尿病在血糖過高時，會使眼球內房水的滲透壓降低而造成水晶體的水腫以及屈光度改變，導致近視加深，這種情況在血糖控制穩定後就可以慢慢復原。

除此之外，核質型白內障也會有近視度數增加的表現。這是因為核質型白內障水晶體從核心部開始發生混濁，造成水晶體核密度增加，使中央部的折射率發生改變，因此產生晶體性近視。高度近視患者早發性白內障也常常會有近視度數急速加深的狀況，甚至造成兩眼度數差距過大，難以配戴眼鏡。所以如果經醫生確診為核質型白內障，想要恢復視力最好的方式就是進行白內障手術。

皮質白內障有什麼症狀？

相對於核質白內障，皮質白內障是因為成熟的纖維細胞局部受到破壞而引起。一旦細胞膜的完整性受影響，細胞的基礎代謝就無法正常運作，導致蛋白質氧化與沉澱。通常皮質白內障是雙側性的，雖然嚴重程度常常不一樣。但皮質白內障對視力的影響，端視細胞混濁處與視軸中心的相對位置而定。常見的症狀是對強烈的點狀光源，例如對面迎來的車頭燈，產生眩光的感覺，有時也會造成單眼複視。

皮質白內障的惡化變異很大，有些混濁會持續很長的時間都沒有變化產生，有的卻惡化很快。

在顯微鏡下，皮質白內障是由水晶體周邊開始產生，形成車輻狀的混濁。混濁從正面看去，就像披薩片一樣，三角形尖端朝向水晶體中心。這是因為受影響的纖維細胞從細胞中心開始變化，接著細胞兩端才受影響的關係。混濁的細胞會漫延到鄰近的細胞，因此混濁的部位會由周邊慢慢往視軸中心移動，慢慢遮蔽視線。（圖三）

當皮質完全混濁時，看起來就像是大理石白一樣的成熟白內障（圖四）。因為此時

圖三 皮質白內障

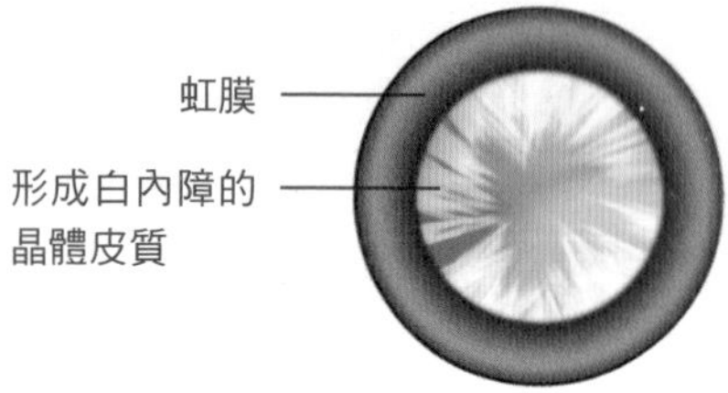

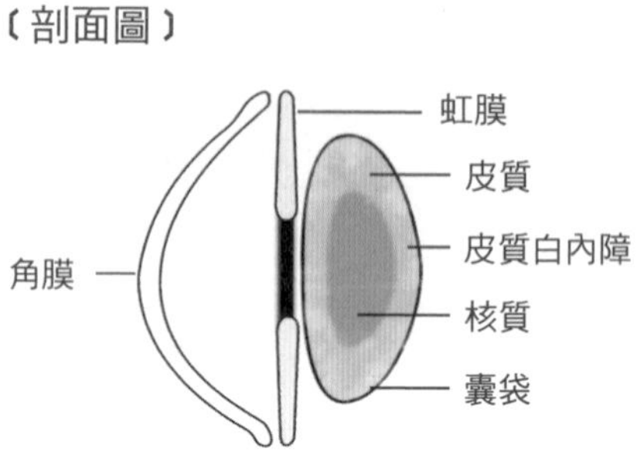

圖四 過熱全白白內障

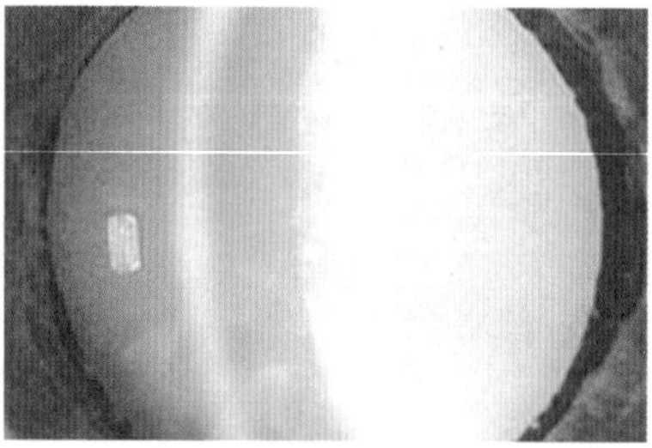

皮質白內障像白色油漆一般

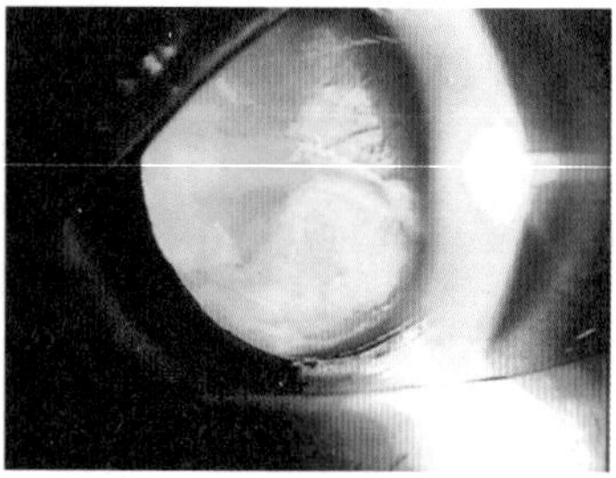

圖五 莫爾加尼氏白內障

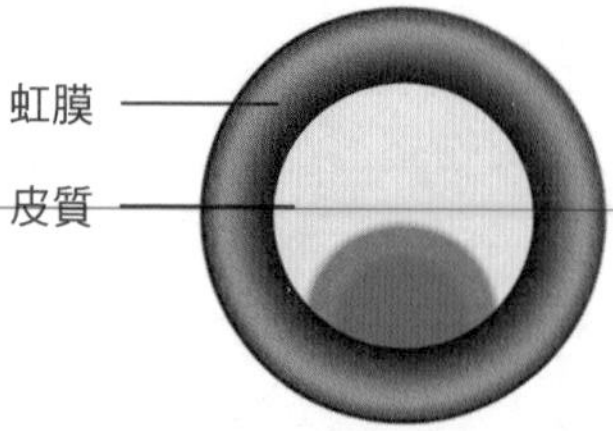

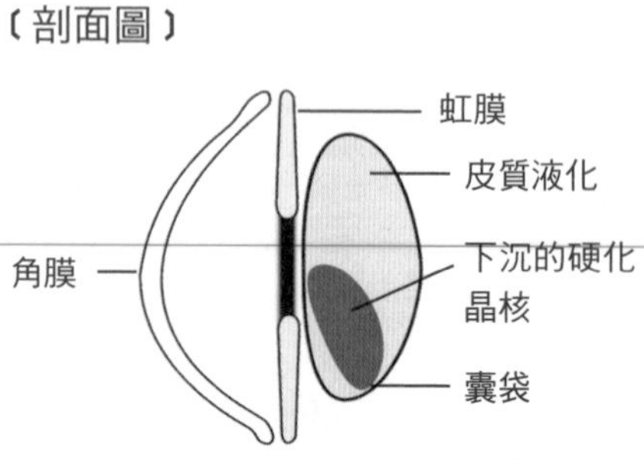

水晶體會吸收水份，水晶體因此澎脹，而導致膨脹形白內障。這時如果前房空間狹窄的患者，還有可能會導致青光眼發作。

如果過度成熟，退化的皮質蛋白會由水晶體囊袋滲漏出去，因為水晶體體積減少導致囊袋消風皺縮，皮質部液化，堅硬的核質在晶體囊袋內可自由漂動，此時我們特稱為硬核液化白內障，或莫加尼氏白內障。（圖五）

爲什麼有些白內障患者會出現單眼複視或多重影像？

發生單眼複視或是多重影像常是白內障患者求診的原因之一。但造成單眼複視或多重影像的原因，是因為水晶體混濁使折射力改變以及水晶體各部分的折射率不均勻造成，也就是混濁區與周圍正常部分的折射率不一樣，因此產生了稜鏡作用，當光線進入時會產生不規則折射，引起複視或多重影像。

爲什麼核型白內障患者在散瞳後會自覺視力好轉？

顧名思義，核型白內障就是水晶體混濁位置在中央的核部，也就是在視軸上。當混濁發生在視軸上時，對視力的影響較大。

但是在核型白內障初期，當混濁僅在核心中央小範圍時，周圍還有透明的部分，因此當瞳孔放大時，光線就會通過核周圍透明的部分，使患者感覺到視力似乎好轉。當晶體核部位的混濁逐漸擴大時，周邊透明區域相對減少，視力便會明顯減退，直到白內障晚期時，混濁影響了整個晶體核時，即使用藥物使瞳孔放大，也不會有視力變好的感覺了。

白內障會造成眼睛痛嗎？

水晶體是沒有血管與感覺神經的組織，因此在白內障惡化時一般是不會造成疼痛的。但是在某些情況下，白內障除了會造成視力喪失，也可能引發葡萄膜炎或青光眼，造成眼睛疼痛。

1 自體過敏性葡萄膜炎（phacoanaphylactic uveitis）

正常的眼睛，也會有微量的晶體蛋白由水晶體囊袋滲漏至房水中，因為微量的蛋白不會引發免疫反應造成發炎。但如果是大量的晶體蛋白忽然進入房水中，免疫耐受性被打破就會引發嚴重的發炎反應。比如說因為外傷造成水晶體囊袋破裂，大量的晶體蛋白曝露在房水中，幾天或幾周後就會造成發炎，紅腫、疼痛。如果不即時處理，發炎反應將會造成虹膜與水晶體沾黏，水晶體前表面會覆蓋著環狀膜（cyclic membrane），最後將導致眼球萎縮而失明。

最可怕的是這種發炎有可能會造成另一隻健康的眼睛，產生交叉感染性的眼炎，所以不可不慎。

2 白內障誘發青光眼

變性液化的高分子量晶體蛋白會穿透水晶體囊膜，不會引發免疫反應，但體內的巨噬細胞會移行過來將這些蛋白質吞噬掉。這些晶體蛋白和變大的巨噬細胞會阻塞前房隅角的篩板，就像浴室的排水孔被髒物塞住一樣，當眼球房水無法排出將會導致青光眼的眼壓上升而引起眼球疼痛。這種青光眼如果檢查隅角寬度，通常會發現隅角並沒有閉鎖。而且患者常常會在視力變差已經好一段時間之後，眼球忽然紅痛起來，角膜水腫而失去透明度。

3 過熟白內障造成晶體膨脹形青光眼（phacomorphic glaucoma）

水晶體因為白內障過度成熟，體積增大，將虹膜往前推擠，引發瞳孔阻滯閉鎖，前房隅角變窄就會讓房水無法順利排出眼球，導致隅角閉鎖性青光眼，而引起眼球疼痛。

但不管是什麼原因讓白內障造成眼球疼痛，最終的處理方式就是移除白內障。只是當白內障嚴重到引起併發症再來處理的話，相對的在處理上會比較困難，視力恢復也會受到影響。

光線明亮處看不清楚，昏暗時反而清楚，這是怎麼一回事？

一般人在光線明亮時會比在昏暗的環境下有較良好的視力。但是後囊混濁性白內障的症狀，往往是在明亮時反而看不清楚，有時降低照明度反而看的更清楚。

為什麼會這樣子呢？

後囊混濁性白內障患者常常比核質或皮質白內障患者年輕，混濁處在視軸中心處的後皮質部，剛好接鄰囊袋處的塊狀混濁。而眼睛在光線明亮或看近處物體調節作用時，

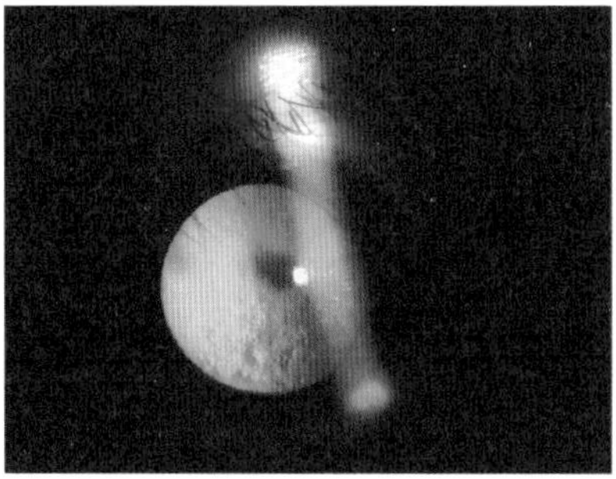

後囊性白內障

圖六 後囊性白內障

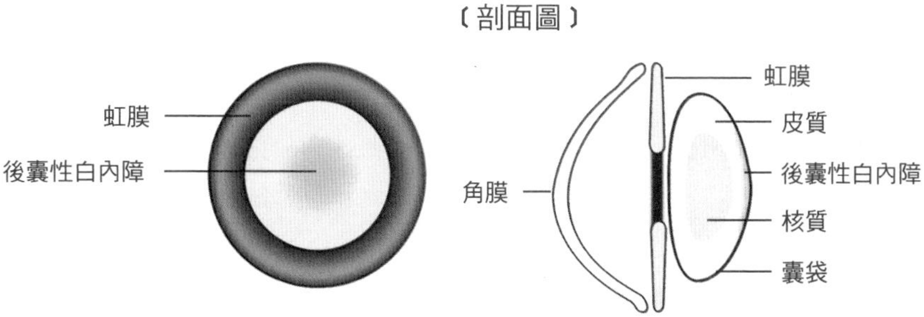

瞳孔會縮小，進入眼球的光線剛好被這塊混濁所遮蔽，所以反而會覺得看不清楚。這種白內障對近視的影響比遠視還大，也可能會產生單眼複視的情況。

後囊混濁性白內障是老年性白內障的表現之一，也有可能是因為外傷、使用類固醇或發炎、輻射線曝露或酗酒所引起。

造成後囊性混濁是因為原本位於水晶體赤道部的晶體上皮細胞往後移行到後囊袋的內表面且異常的變大所造成。（圖六）

被診斷有白內障後，出現哪些眼部不適，就需要急診治療？

如果經由專業眼科醫生檢查，確診為白內障時，除非已嚴重影響到生活品質，或是有其他病變需要儘快進行手術，一般通常只要在日常生活中注意視力的變化，定期回醫院複診即可。但是如果出現以下情形，就需要至醫院急診：

1 青光眼急性發作

急性青光眼的症狀有頭痛、眼睛脹痛、噁心、嘔吐、注視燈光時會出現彩色光圈等，此時的視力也會發生模糊的現象。

2 葡萄膜炎

葡萄膜炎發生時，患者會感到視力下降、眼痛、眼紅。在臨床上的表現為角膜水腫、眼瞼腫脹、瞳孔與水晶體廣泛沾黏以及角膜後纖維蛋白沉著物堆積。此時須儘快就醫，醫生會視情況判定是否需要緊急摘除水晶體。

如何儘早發現小兒性白內障？

小兒白內障發生在嬰兒出生後十二個月內，臨床表現為水晶體部分或是全部混濁，是造成兒童失明的主要原因之一。根據統計數字顯示，約一萬個新生嬰兒中就有一個患有先天性白內障，雖然感覺發生率不算高，但是也不容忽視。全世界孩童失明的原因

5～20%是因為先天性白內障，在發展中的國家更高，孩童失明的原因先天性白障就佔了22～30%。

先天性白內障可能發生在單眼或雙眼，其發病的原因有可能是感染、遺傳、新陳代謝或其他眼疾等所引起的，但還是會以白內障為外在表現，家長可以藉由多注意觀察來及時發現：

1 注意孩子瞳孔區有無異常變化

正常的角膜應呈現透明，用手電筒照射瞳孔時，可以見到明顯的收縮反應，水晶體透明。如果發現孩子的瞳孔區變白或灰暗，水晶體有混濁的現象，就應該儘快到醫院檢查。要特別注意的是，如果僅有小部分水晶體發生混濁，且位於水晶體周邊部位，對孩子的視力發育影響不大，也不會有異常行為，所以通常會被家長忽略。因此需要定期常規的檢查追蹤。

2 留意孩子的代償頭位

所謂代償頭位指的是當一眼視力不好或看不見東西時，孩子在看東西時會偏向使用視力較好的那一隻眼睛，導致看東西時會歪著頭，偏向視力好的那一側，使用單一隻眼睛看東西。如果發現孩子有這種表現，應該就醫檢查是否有先天性白內障。

3 仔細觀察孩子對周圍環境的反應

剛出生的嬰兒，眼球發育尚未健全，因此多為遠視的情況，但隨著年齡的增長，視力會漸漸發育，三個月大後，眼睛對顏色鮮艷的物品或玩具會有反應，頭部或眼睛也會隨著玩具移動的方向而轉動。直到一歲左右，便可以抓取玩具，或是拿起眼睛看到的物品。但是如果孩子患有白內障，就會影響這些能力的發展，父母如果發現孩子對外界的物品反應較差，就應該到醫院檢查。

4 兩眼對稱

正常發育的嬰兒，兩只眼球的大小基本應一致，多數小孩的雙眼眼裂大小相同或相近，如果兩眼大小差別過大，則要注意可能有先天性的眼疾。如果發現孩子常不自主地轉動眼珠，或是出現翻白眼、鬥雞眼的狀況，不要以為只是孩子的不良習慣，而強迫孩子要改掉。這種情況有可能是因先天視功能不好或是先天性眼疾，應該盡速帶孩子前往醫院檢查是否有先天性白內障或先天性虹膜缺損等疾病。

5 定期檢查孩子的視力

如果發育正常，幼兒通常在三歲時，即可理解動物視力表，三歲半左右就可以用手比畫檢測一般的視力表了。

先天性白內障會對嬰幼兒產生怎樣的影響？

嬰幼兒白內障與成人白內障不同的是，嬰幼兒的視力還在發展階段，如果因白內障造成視力發育的障礙而不即早處理，將會造成嚴重的弱視，即使等到長大後再處理，也無法回復正常的視力。

有些先天性白內障的視功能較好，只有部分水晶體混濁，而有些先天性白內障會因為沒有影響到視力，因此終生沒有被發現。但是有些先天性白內障會在嬰兒出生時就發生嚴重的影響，例如雙眼全白的內障、繞核性白內障等，導致嬰兒一出生視力就不好，若沒有及時發現、治療，還會導致弱視。

先天性白內障會造成孩子視覺障礙的主要原因就是弱視，如果沒有妥善治療，弱視幾乎是無法挽回，一般而言六歲以前是弱視治療的黃金時期，如果未及時治療，視力進步的機會就很渺茫。

先天性白內障所引起的弱視，是因為混濁的水晶體阻礙了光線對大腦視覺皮質的刺激，導致視覺系統發育遲滯。此外有些先天性白內障還會合併其他眼部疾病，如虹膜、脈絡膜缺損、小眼球、小角膜、視神經萎縮等。這些先天性的眼部病症，都會造成幼兒的視力障礙，也會造成幼兒和外界交流產生一定程度的影響，甚至影響幼兒的智力發展。

由此可知，先天性白內障發生越早，白內障程度越重，治療越晚，弱視越嚴重，越難徹底治癒。因此家長應該要特別注意，及早發現及早治療。如果發現幼兒罹患先天性白內障，應該要在專業醫生的指導下，進行有系統、合理的長期治療，以期達到最好的療效。

爲什麼有些白內障患者會產生色覺改變？

在白內障惡化過程中，水晶體的顏色會隨著混濁程度而改變，造成患眼看東西產生色覺的變化，好像戴著有顏色的眼鏡看東西一樣。因此患者在看東西時，會出現顏色偏黃、變暗或顏色飽和度變差等色覺改變的現象。比如核質白內障對光譜藍光端光線的吸收力增強，導致患者對藍光的色覺敏感度下降。

由於白內障患者的色覺改變是一個緩慢漸進的過程，所以患者不會明顯地察覺到自身視覺的變化，反而是在一眼手術而另一眼尚未開刀時，在兩眼互相比較之下才會發覺這種現象。這也是白內障手術後初期看東西，動手術的眼睛常會有視覺偏藍白色的錯覺。（圖七）

圖七　莫內罹患白內障前後畫出的色差圖

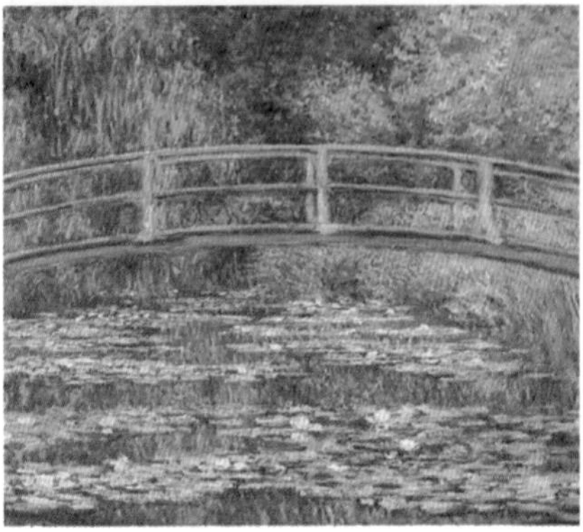

白內障前所繪

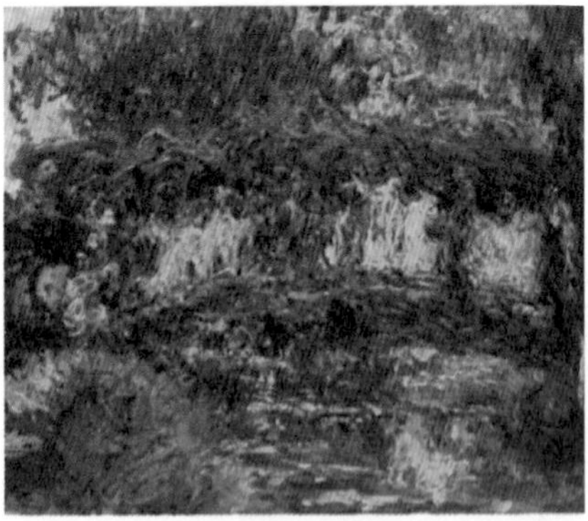

白內障後所繪

第4章

檢查篇

白內障的診斷依據有哪些？

基本上，白內障的診斷依據包括患者的症狀以及醫生的檢查結果兩部分。

症狀的部分包括視力模糊、怕光、夜晚視力變差、單眼視力出現複視現象、看東西的顏色褪色、度數經常改變等；醫生檢查的部分，就是經由裂隙燈顯微鏡觀察後，發現水晶體混濁的現象。

裂隙燈顯微鏡分成照明系統和雙目顯微鏡兩部分，透過一系列光學作用，將患病眼睛的圖像放大到10～25倍，呈現患者眼睛的病變。水晶體的細微混濁在裂隙燈顯微鏡下能被清晰發現。

圖一　裂隙燈顯微鏡

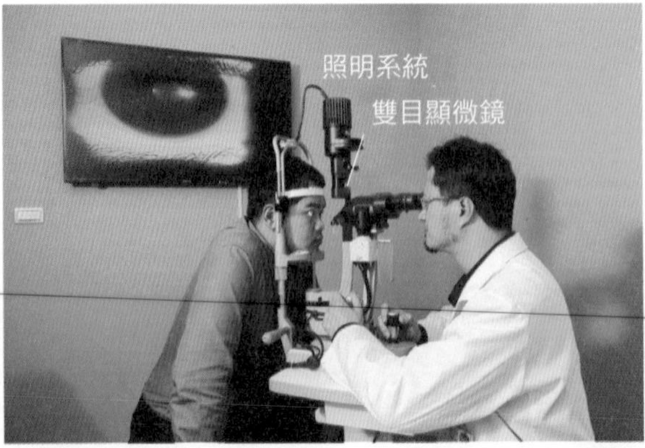

診斷白內障並不需要特殊儀器的檢查，只要在門診經由裂隙燈直接觀察就可以了。

（圖一）

裂隙燈顯微鏡檢查

眼球是很精細的器官，只用肉眼無法清楚的看到細微的結構，因此我們需要特別的顯微鏡來做檢查，裂隙燈就是這樣的工具，就像是內科醫師的聽診器一般，裂細燈是眼科醫師最基本的檢查儀器。將燈光透過一個狹長的細縫射出，就像在黑暗的房間由窗簾線透過來的光柱，可以清楚看到空氣中的灰塵一樣，這束射入眼球的光柱配合雙眼的立體顯微鏡就可以讓我們看到光行經路徑上的微小物體。我們可以使用裂細燈檢查角膜、前房、水晶體，配合不同的透鏡也可以觀察到玻璃體、視網膜、視神經、前房隅角等重要的結構，也可以看出是否眼球內有發炎、出血等狀況。

使用裂細燈檢查，我們就可以知道是否罹患白內障，以及白內障的輕重程度。

視力下降到多少，才能確定白內障需要手術？

如果定期到眼科檢查就會發現，隨著年齡的增長，水晶體的透明度漸漸下降，但是水晶體混濁並不一定會影響視覺功能與日常生活，因此，認定是否為白內障是否需要手術並沒有一定的標準。目前可以參考的依據是世界衛生組織提出，當水晶體發生混濁，矯正視力小於0.5的視力標準時，即可認定為白內障需要手術。

什麼是矯正視力

視力是臨床上用來評估視覺清晰程度的簡易方法，視力測量的結果與視覺系統中光學因素和神經因素有關（圖二）（表十）。主要是取決於光線聚焦於眼球的精準程度與光線能夠傳送的強度，以及視網膜的功能與健康，和大腦視皮質對視覺訊號的分析感知。

圖二 眼球成像原理

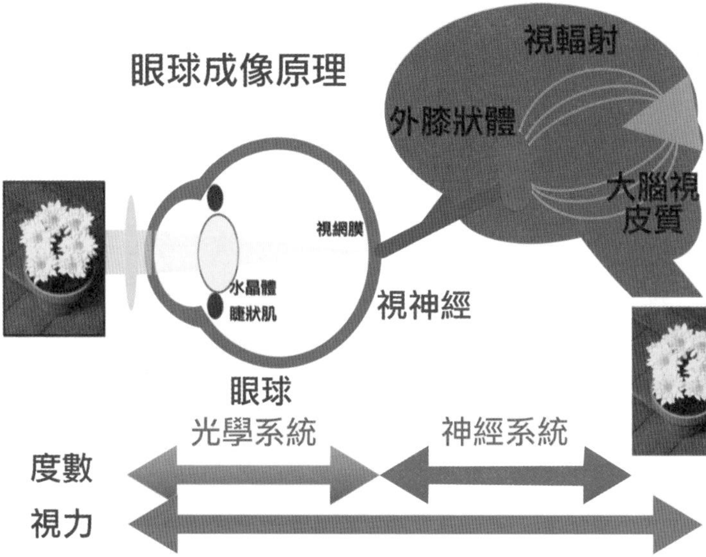

〔表十〕光學與神經的檢查

	光學因素		神經因素	
檢測項目	光線聚焦精準程度	光線穿透程度	視網膜，視神經	大腦皮質
可能結果	屈光不正	介質混濁	感光受損	分析感知受損
可能病因	近視，遠視，散光	角膜白斑，白內障，玻璃體出血	黃斑病變，青光眼	視皮質中風

常見的視力不良因素就是光學因素，也就是所謂的屈光異常，例如近視、遠視，散光。如果我們使用任何的光學方式（如普通眼鏡，隱形眼鏡）來矯正眼球聚焦不精準的狀態後，所測量出來的視力，我們就稱為最佳矯正視力。最佳矯正視力就是排除因為屈光不正所造成的視力影響。

白內障的檢查有那些？

白內障檢查我們可以分為基本檢查和特殊檢查，基本檢查是不可或缺的檢查，特殊檢查可以幫助我們判斷手術的必要性與視力恢復的可能性，同時也可以幫助我們選擇手術的方式和置入的人工水晶體。（表十一）

〔表十一〕白內障的檢查

白內障	白內障的檢查	手術必需的檢查	判斷視力預後的檢查
基本檢查	最佳矯正視力	角膜屈光率檢查	慣用眼的檢查
	裂細燈檢查	眼軸長檢查	眼底檢查
	眼壓檢查		角膜檢查
			淚器檢查
特殊檢查	水晶體透光度檢查	像差檢查	視神經檢查
	對比敏感度檢查	B 型超音波檢查	內皮細胞檢查
	眩光測試	視覺電生理檢查	視野檢查
	前房斷層掃描檢查	驗血	發展速度

視力如何測量

一般視力檢查會先檢查裸眼遠視力，也就是在不戴眼鏡的狀態下，檢查眼睛對分辨遠距離的視力表上不同視標的準確性。目前大多採用Landolt C或Snellen E字視力表，在6公尺距離外進行檢查；接著再戴上眼鏡檢查矯正視力。在做完遠視力的檢查後，有需要時隨後會檢查裸眼和矯正的近視力，採用標準視力表在距眼40公分處進行檢查。如沒有配戴過眼鏡的患者，醫生將會進行驗光。

正常的視力為1.0（或記載為6/6，20/20，表示在6公尺或20英呎處，人的眼睛可以分辨出1.75mm的差距）。（圖三）

由於空間的限制，現今的視力檢查，多由可以調整視標大小的投影視力表或內投影視力機在3公尺或更短的距離做測量。

罹患白內障的程度如果嚴重，無論是遠視力或是近視的矯正視力都會變差。

圖三 視力測量

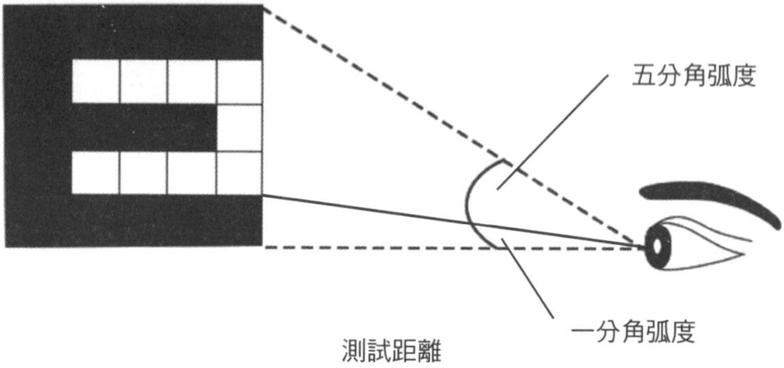

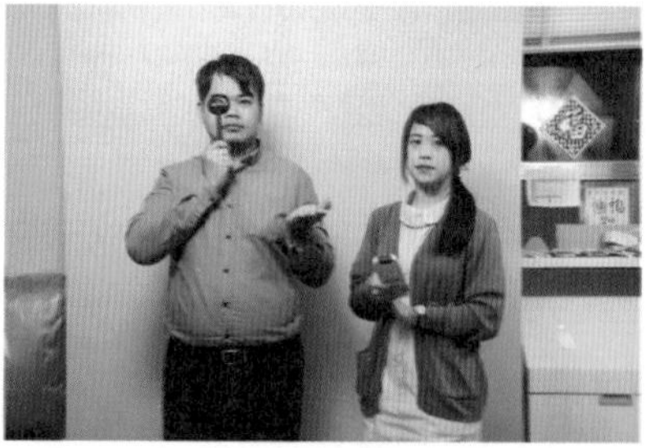

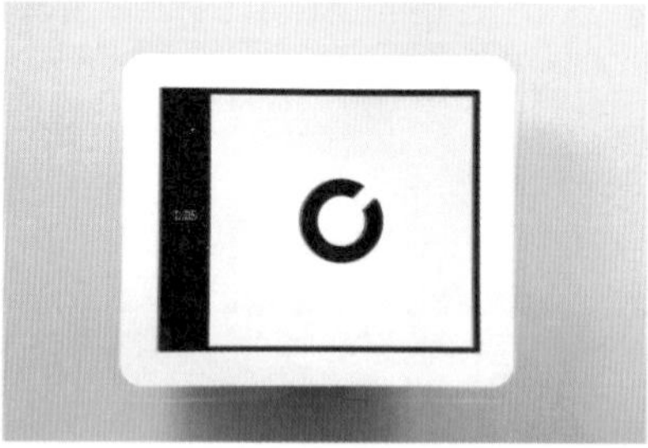

因空間受限而以投影視力表的檢測方式

最佳矯正視力好，就沒有問題嗎？

初期的白內障或程度不很嚴重時，可能測量視力時並不會受到影響，但是看東西的對比敏感度會下降。尤其後囊性白內障患者在暗室中測量視力，往往表現的很好，但在明亮環境或在夜間車燈迎面而來時，卻沒有辦法看清楚東西。這是光線在眼球內因為水晶體混濁而過度散射，導至眩光使得視網膜的影像聚焦不佳。目前也有許多儀器可以測試眩光對視力造成的影響。

因此，測量視力時表現良好並不一定表示沒有白內障的問題。

什麼是對比敏感度？

一般視力表符號都是深黑色，背景則是白色，這樣的黑白對比非常明顯，眼睛比較容易辨識，但是在現實生活中，我們常常看到的都不是對比那麼良好的東西。例如，報紙上印刷的字體就比銅版紙書本上的字體更難辨認，可能是因為印刷不太清楚的字體在灰色的報紙上。

對比敏感度測試是測量視覺系統對不同對比的視標辨視能力的程度。而視力表是測量在100%對比度下，視覺系統可以辨識出的最小視標。

因為患者在有眼疾時，對比敏感度會下降，所以可以比視力檢查提供更完整的視覺功能評估，但對比敏感度牽涉到的不僅僅是眼球光學系統的完美程度（低階與高階像差，色像差，繞射因素），還牽涉到視網膜與神經系統的健康靈敏程度，所以對比敏感度下降也不一定就是白內障所引起。（圖四）

圖四　對比敏感度檢測表

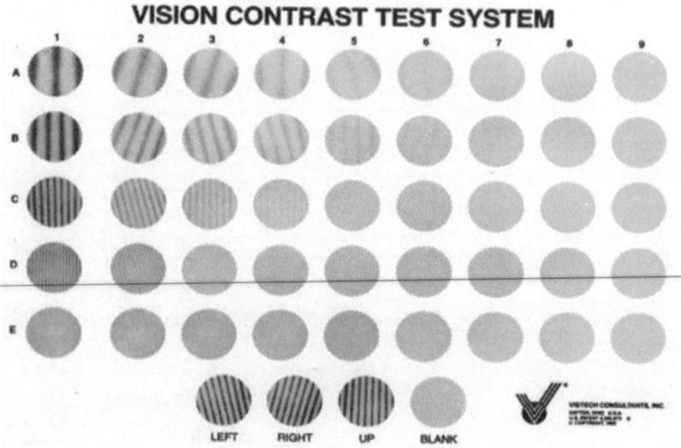

白內障的程度如何分級？

一般根據裂細燈的觀察，依水晶體混濁分類系統第三版（lens opacities classification system III）作為白內障的程度分級。分別有三種類型的白內障：核質型（N），皮質型（C）與後囊型（P），再依各型白內障的樣本照片取相近程度來分級，核質分成六級，皮質與後囊混濁分為五級。（圖五）

圖五　白內障分級表

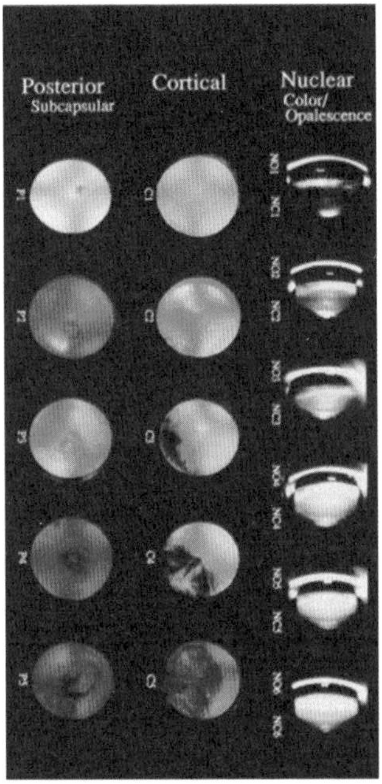

N 核質型　C 皮質型　P 後囊型

除了裂細燈的主觀判斷外，也可以使用先進的儀器來做客觀性的分析。如眼前房斷層攝影（如 Pentacam 移軸前房斷層攝影系統）（圖六）可以拍攝水晶體混濁程度，或像差儀（如 iTrace 光線循跡像差儀）（圖七）分析水晶體的透光程度來做為客觀的分析數據。

圖六 前房斷層攝影

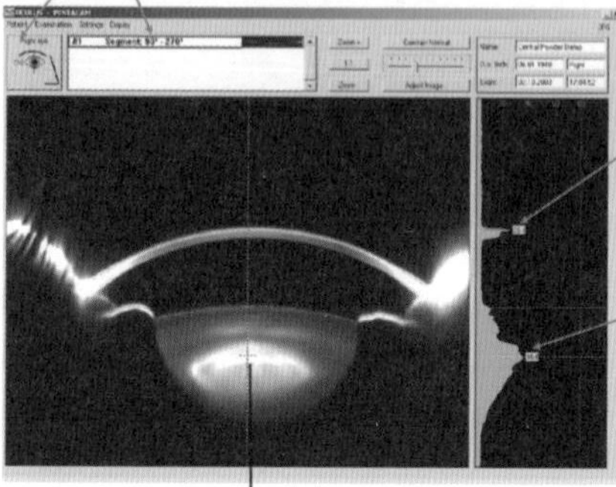

圖七 光線循跡像差儀

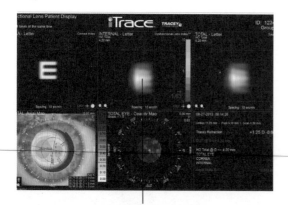

眼壓的檢查

白內障的診斷並不需要依靠眼壓測量，但測量眼壓是眼科醫生看診時必要的檢查步驟。

老年性白內障，因為水晶體會隨著成熟度逐漸膨脹，有可能造成續發性青光眼。隅角閉鎖型青光眼往往需要在手術前實行預防性的虹膜穿孔雷射治療。同時在手術前也需要知道患者有沒有使用青光眼用藥，有些用藥在手術前可能需要特殊調整，因此白內障檢查中包含眼壓的測量也是理所當然的。

目前眼科較常做為眼壓檢查的方式包括非接觸式的氣動眼壓計（圖八），儀器會噴射出微小的氣流來偵測眼壓。如果無法使用非接觸式的方法測量，可以使用接觸式的壓平式眼壓計或眼壓筆來做測量。

圖八 非接觸式氣動眼壓計

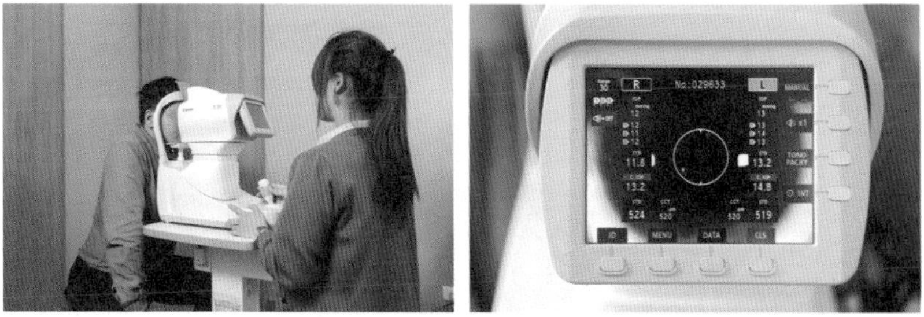

白內障手術前一定要檢查什麼？

執行白內障手術時，我們會置入一個人工水晶體，水晶體就像眼鏡鏡片一樣，有不同的度數，每個人需要的水晶體度數不同，而和度數最有關係的兩個參數就是角膜的屈率和眼軸的長度。角膜的曲率，可以讓我們知道眼球的第一個鏡片如何屈折光線，知道眼軸的長度後，我們才可以換算得知要放入多少度數的人工水晶體，手術後眼球才能將光線聚焦在視網膜上。甚至我們可以藉著置入人工水晶體來調整手術後眼球剩下的度數。（如圖九）

所以手術前最重要的兩項參數就是①「角膜的屈率」與②「眼球的軸長」。

圖九 角膜屈光率與眼軸長度測量儀

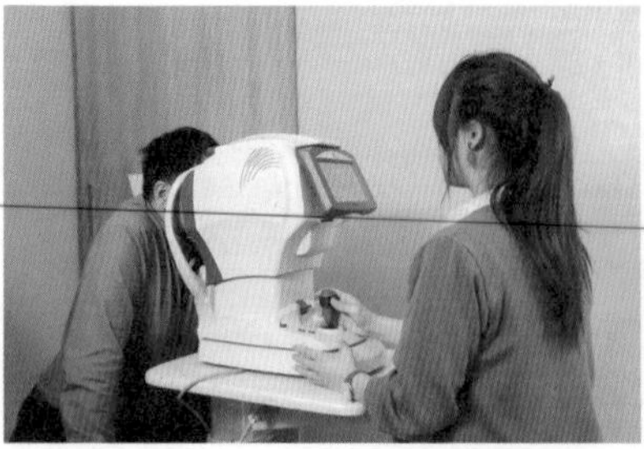

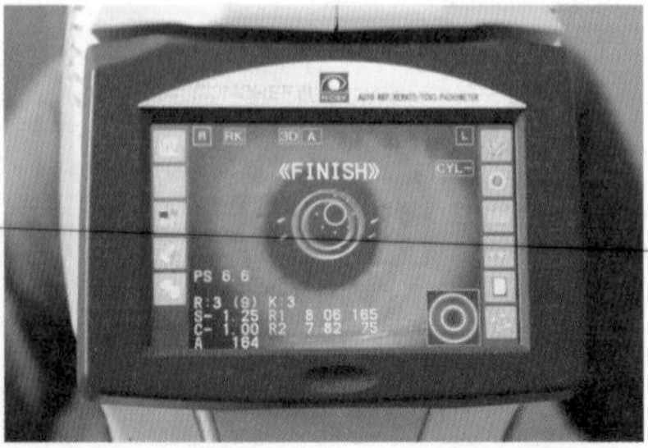

圖九 手術前後的屈光狀態

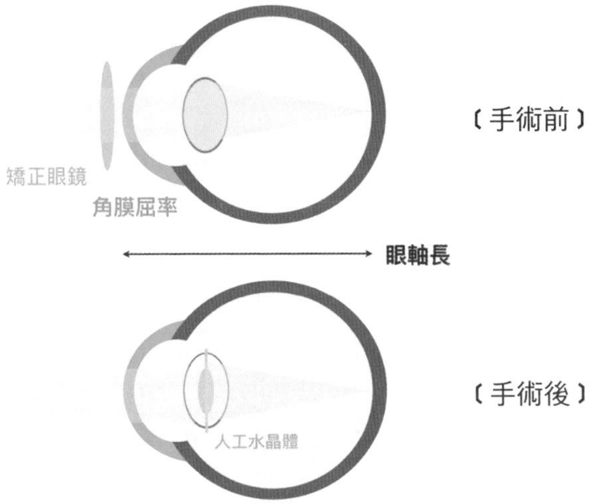
矯正眼鏡
角膜屈率
〔手術前〕
眼軸長
〔手術後〕
人工水晶體

計算人工水晶體度數是為了讓人工水晶體取代我們的眼鏡

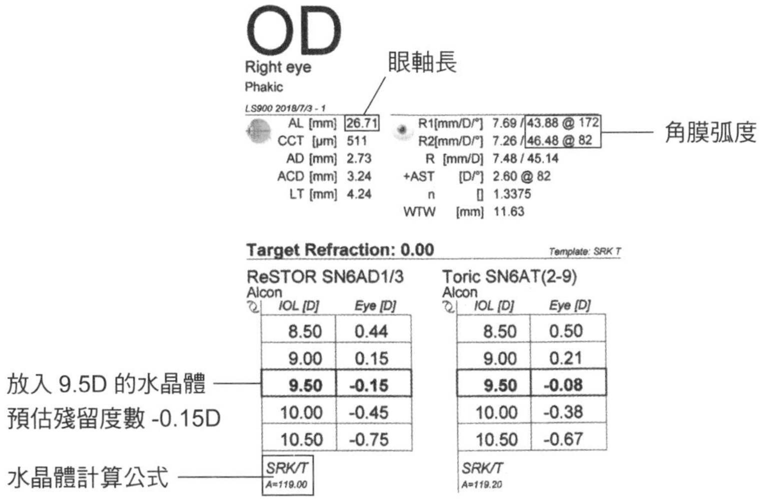
OD
Right eye
Phakic
眼軸長
LS900 2018/7/3 - 1
AL [mm] 26.71
CCT [μm] 511
AD [mm] 2.73
ACD [mm] 3.24
LT [mm] 4.24
R1[mm/D/°] 7.69 / 43.88 @ 172
R2[mm/D/°] 7.26 / 46.48 @ 82
R [mm/D] 7.48 / 45.14
+AST [D/°] 2.60 @ 82
n [] 1.3375
WTW [mm] 11.63
角膜弧度
Target Refraction: 0.00
Template: SRK T
ReSTOR SN6AD1/3
Alcon
IOL [D] Eye [D]
8.50 0.44
9.00 0.15
9.50 -0.15
10.00 -0.45
10.50 -0.75
SRK/T
A=119.00
Toric SN6AT(2-9)
Alcon
IOL [D] Eye [D]
8.50 0.50
9.00 0.21
9.50 -0.08
10.00 -0.38
10.50 -0.67
SRK/T
A=119.20
放入 9.5D 的水晶體
預估殘留度數 -0.15D
水晶體計算公式

角膜的屈率要如何測量？

角膜曲率的測量是把光滑的角膜前表面當成類似街角，或山路曲道上的凸面反射鏡，藉由凸面鏡反射成像的原理，來估計角膜前表面的曲率，得到角膜前表面的曲率後，再依照折射率來估計角膜的屈光度，也就是偏折聚焦光線的能力。

正常的角膜屈光度約在40至44屈光度之間。每個人的角膜形狀就像頭型一樣，都有差別，有的人的角膜較平坦，屈光度較低，有的人的角膜曲率較大，屈光度較高。如果角膜有病變（例如長眼翳），也會改變原來角膜的屈光度。

在自動驗光機發明以前，測量角膜的曲率是使用手動的角膜曲率儀來測量，自動驗光機發明後，可以更快速的測量角膜前表面曲率，但是測量的數據也只在角膜中心3毫米範圍的四個量測點，對角膜前表面有不規則病變時，也沒有辦法測量出不規則的程度。

雖然比例較小，但角膜的後表面對整體角膜的屈光度也會有所影響，只是後表面的曲率是沒有辦法透過傳統角膜曲率測量來得知的。

為了解決上述角膜測量的限制，因此有許多高階的角膜測量儀器被發展出來，如同心圓反射式角膜地圖儀（圖十），斷層式前房攝影儀（圖十一），像差儀（圖十二）等儀器，可以有更廣泛充足的資訊與數值提供醫師做為手術前的參考與計算。

圖十 同心圓反射式角膜地圖儀

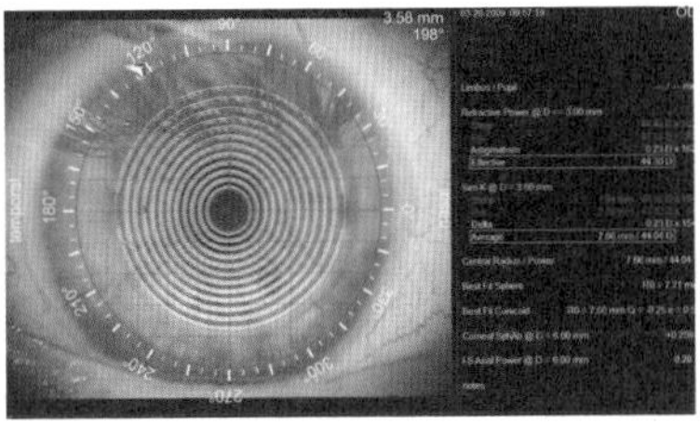

圖十一 斷層式前房攝影儀

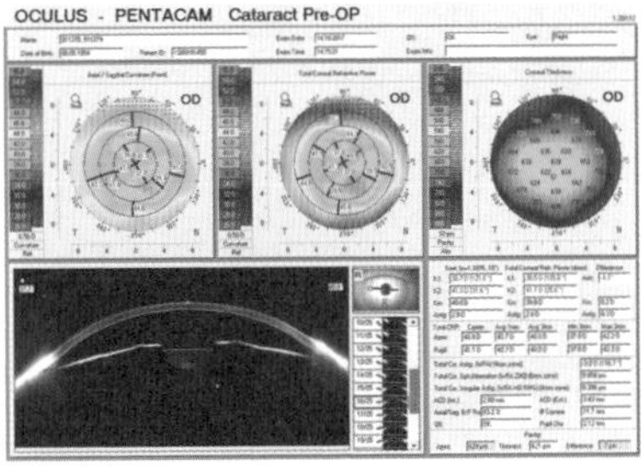

圖十二 像差儀

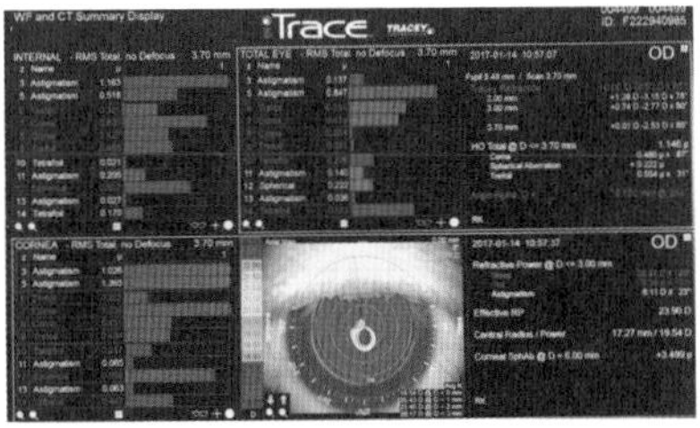

眼軸長要如何測量？

眼軸長是以視軸為準，從眼角膜前表面至視網膜的長度（如圖十三）。眼軸長會隨著年齡變動而有所不同，出生時大約17毫米，一歲時約20毫米，到五歲時已成長近23毫米。正常成人的眼軸長度大約落在22至24毫米之間，就像每個人身高高矮不同一樣，每個人因為眼球度數的差異，眼軸長度也不同。一般來說，近視越深眼軸愈長，而有遠視的人眼軸偏短。

測量眼軸的方式可以分成A型超音波與光學式眼軸長測量兩大類。原理

圖十三　超音波眼軸測量儀

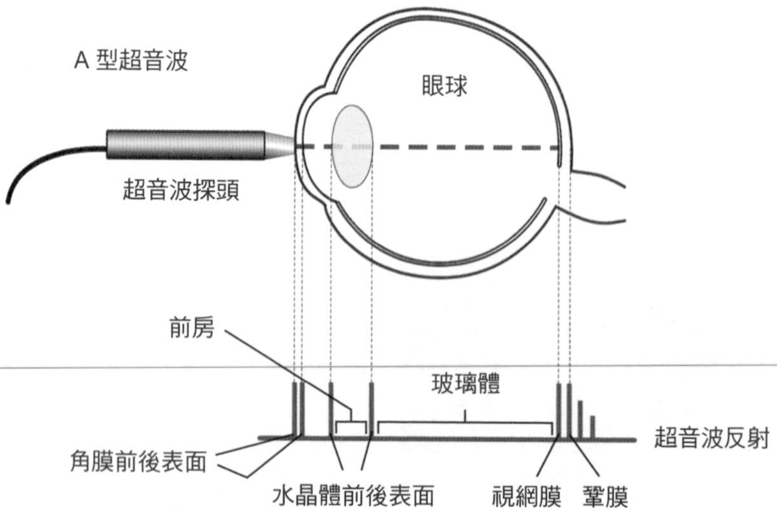

其實類似，就像在山谷間，我們可以使用聲音反射來測量山谷間的距離一樣，使用超音波反射及光波干涉的原理，我們就可以測量出眼球的軸長。

A型超音波又可以分成角膜接觸式與經水測量式兩種。角膜接觸式（圖十四）的測量方法，直接在眼睛點上麻醉藥後，使用A型超音波探頭接觸角膜表面做測量，有可能會因為受測者緊張或測量者施力大小而影響測量的準確度。

圖十四 角膜接觸式測量

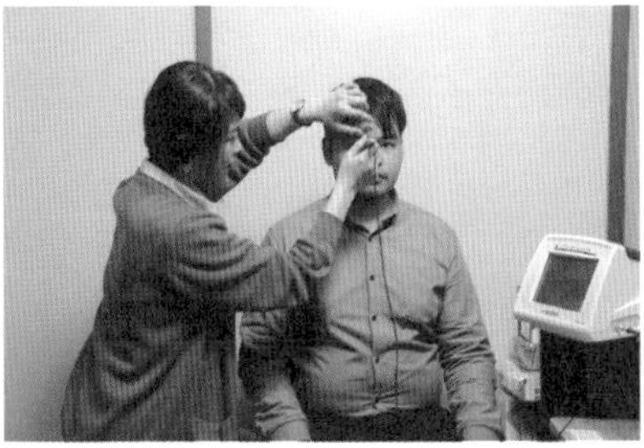

圖十五 經水測量式

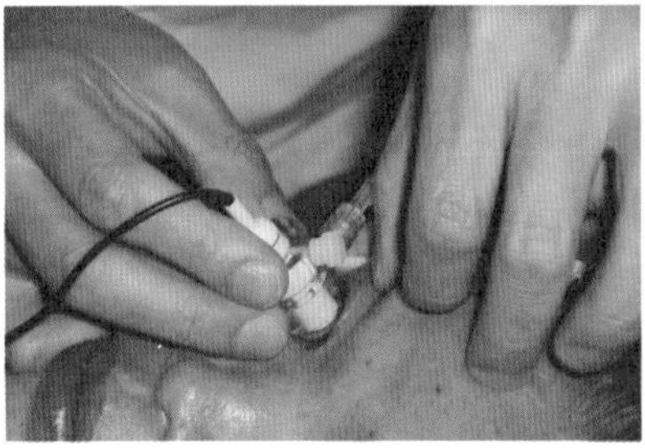

圖十六 光學式測量儀

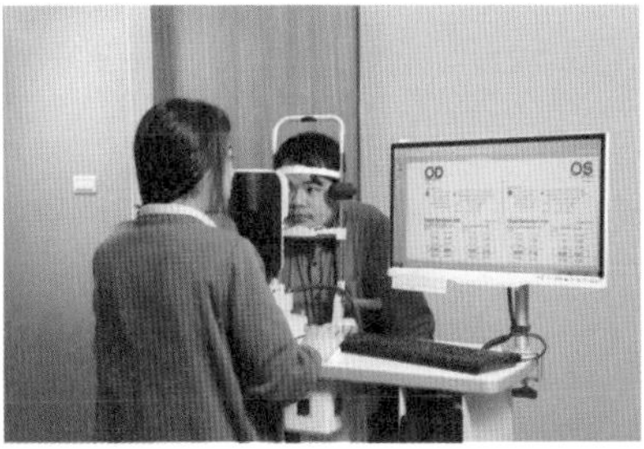

經水測量式（圖十五），是在 A 型超音波探頭上裝上可以容水的裝備，探頭不直接接觸角膜，而是超音波先穿過生理食鹽水再通過角膜至視網膜。這樣的方式可以避免測量者施力不同所造成的誤差。

使用光學式測量儀（圖十六）來測量眼軸長是最準確的方式，根據光波互相干涉的原理，我們可以利用光具有波長短，精確度高，且不用接觸角膜表面，可以減少患者的恐懼感，而且患者可以用眼觀看視標，確認測量位置在視軸上，這些優點可提昇測量的準確度與精密度。

但是，如果患者的白內障太過成熟或有角膜白斑、玻璃體混濁等同時存在的病變，無法讓光波穿透，就沒有辦法精確的使用光學式眼軸長測量儀來做測量。而一些患者，如幼童，失智等原因，無法配合測量眼軸長，可能需要在手術前於手術房中全身麻醉後，再使用 A 型超音波來檢查。

〔表十二〕正常的眼軸長度

年齡	眼軸長（mm）
新生兒	17.02
10~45 天	17.22
46~75 天	18.77
76~120 天	19.43
5~9 個月	20.09
10~18 個月	20.14
19~36 個月	22.01
4~5 歲	22.78
6~7 歲	22.56
8~10 歲	23.12
以上為參考數據，眼軸長短依每人體質皆有所不同	

〔表十三〕各種眼軸測量方法比較

	接觸式 A 型超音波	經水式 A 型超音波	光學式眼軸測量儀
原理	音波反射	音波反射	光波干涉
使用麻醉劑	需表面麻醉	需表面麻醉	不需麻醉，不接觸眼表
準確度	較受測量者與受測者影響	較不受測量者影響	受測者配合準確度最高
應用時機	白內障嚴重或眼介質混濁時可以測量	白內障嚴重或眼介質混濁時可以測量	白內障嚴重或眼介質混濁時無法測量
其它數據	無法同時測量角膜弧度值	無法同時測量角膜弧度值	可同時測量角膜弧度值
誤差	0.1 mm	0.1mm	0.01mm

眼軸長的測量有多重要？

同樣角膜屈率，如果眼軸長測量有所誤差造成的影響很大。從最簡單的水晶體計算公式SRK-II計算式，我們可以知道眼軸長測量的重要性。

p（所需人工水晶體度數）＝A（水晶體常數）-2.5 L（眼軸長）-0.9 K（角膜屈率）（圖十七）

從前面算式，我們可以知道，眼軸長測量誤差如果1毫米，所計算出來的人工水晶體度數會有2.5個屈光度，也就是俗稱250度的誤差。人工水晶體的度數一般是50度一跳，所以多次測量的誤差值最好可以保持在0.1毫米以下。

圖十七 眼軸長度計算式

$$P = A - 2.5 \times L - 0.9K$$

P：所需人工水晶體度數　A：水晶體常數　L：眼軸長　K：角膜屈率

診斷白內障，需要做眼部B型超音波檢查嗎？

B型超音波（圖十八）與A型不同，B型超音波可以像生產前孕婦產檢的超音波一樣，看出眼球2D的畫面。而利用裂隙燈顯微鏡檢查就可以確定水晶體是否發生混濁，只有當醫生想要更加確定眼內是否有其它病變時，才會進行其他檢查，包括眼部B型超音波。

常用於檢查玻璃體和視網膜的設備是眼底鏡，採用的方式是可見光進行檢查。當水晶體混濁嚴重，可見光就無法透過混濁區域，也就無法對眼部後段進行檢查，這時候眼部B型超音波就可以讓醫生更了解患者玻璃體、視網膜的病變。

B型眼部超音波檢查運用10～20MHz的超音波，透過混濁的水晶體，照影出白內障後方的玻璃體、視網膜的影像，醫生便可以檢查出患者是否有玻璃體出血、視網膜脫離、脈絡膜脫離、眼內異物、或腫瘤等病變。所以遇到無法使用眼底鏡看清眼底的狀況原，而進行此項檢查，有助於提高手術的安全性與預測手術後的效果。

白內障手術爲什麼要做角膜檢查？

角膜與淚液層是光線進入眼球發生屈折作用的第一個介面，如果淚液層不穩定、角膜上皮不健康或有復發性的角膜糜爛、基質層混濁、或內皮細胞不健康，這時角膜對光線的屈折將會產生很大的誤差，若有類似翼狀贅片等病變，在進行手術上便會產生困難。有許多患者已經接受過近視雷射手術或放射狀角膜切割近視手術（RK）（圖十九），因此在記算人工水晶體度數時需要仔細的修正。所以白內障手術前對角膜進行仔細的評估是很重要的檢查項目。

白內障手術做角膜內皮細胞檢查的原因？

角膜內皮細胞檢查又稱為角膜內皮顯微鏡檢，主要目的是檢查角膜內皮細胞的型態及數量。我們可以將角膜內皮細胞視為角膜的排水幫浦，如果角膜內皮細胞不健康，手術時會讓內皮細胞的數目減少，排水功能不佳，產生角膜嚴重的水腫。所以角膜內皮的健康與否，關係到白內障術後視力恢復的快慢及視力提昇的空間，白內障術中及術後都必須注意角膜內皮細胞的保護與照顧。如果角膜內皮數量不足或功能異常，都要特別留意。（圖二十）

圖十八 B 型超音波診斷

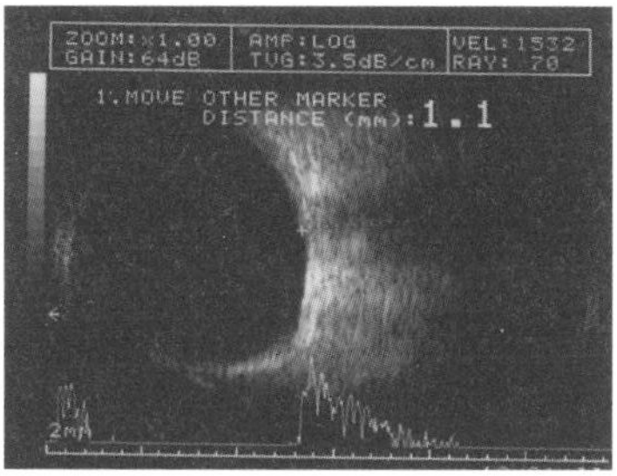

圖十九 接受過 RK 手術角膜留下的疤痕

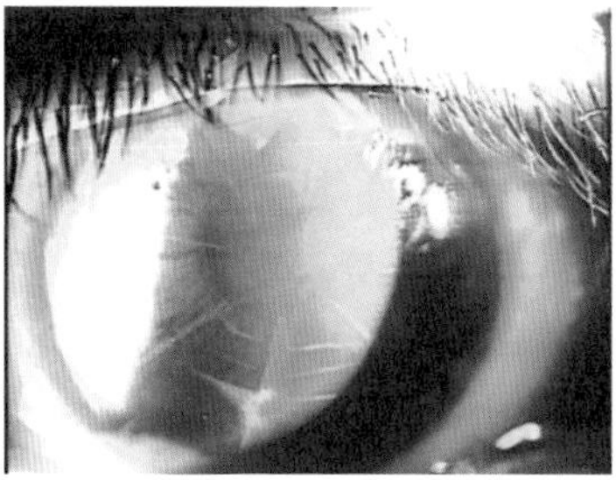

圖二十 角膜內皮細胞檢查

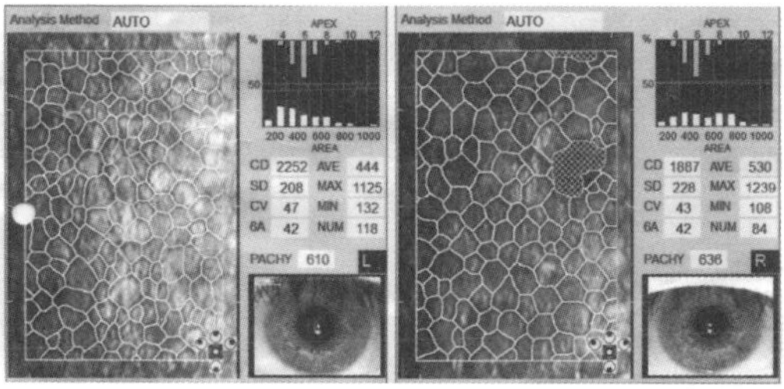

前房斷層掃描檢查

自動驗光儀只能測量眼角膜中心區約3毫米處的角膜弧度測量值，雖然可以運用在人工水晶體度數的計算，但對整體角膜的光學評估仍顯不足。因此，當今有許多可檢查出眼前房包括角膜，隅角與虹膜和水晶體結構的先進儀器被開發出來。

例如Pentacam前房斷層掃描攝影（圖二十一），就是利用移軸攝影術，使用紅外線攝影的方式，縱向的攝取眼球前段的結構，再將數據重組分析，不但可以得到大量的數據，同時也可以得知角膜前後表面的弧度，角膜的厚度與直徑大小，瞳孔的大小與角膜頂點的相關位置，隅角的開放程度，水晶體與虹膜的關係，水晶體的透明度等資訊。

這些資訊除了可以在白內障手術時應用外，也可以使用在雷射屈光手術、植入式隱形眼鏡手術、

圖二十一　前房斷層掃描攝影

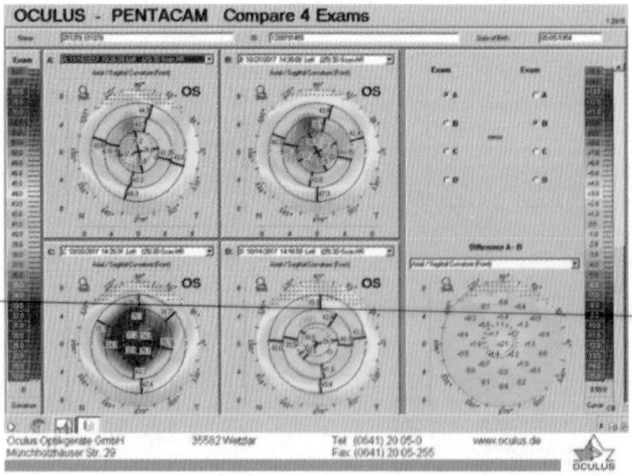

隱形眼鏡驗配、角膜塑型術、角膜病變追蹤等臨床應用。

視野檢查

視野指的就是人眼所能看到的區域範圍大小，視野檢查目前分成動態視野檢查、靜態閾值檢查以及超閾值靜點檢查三種。透過視力表檢查，醫生所得到的資訊是黃斑中心凹區域視網膜的功能，醫生如果想要進一步了解中央區週邊的視覺功能，就會要求患者進行視野檢查。根據視野缺損的區域，醫生便可以對病變的性質作出初步的判斷。在執

圖二十二 視野檢查

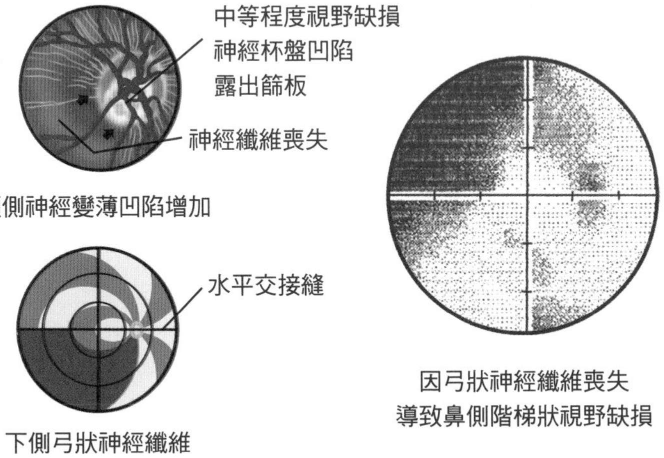

行白內障手術前如果白內障症狀太過嚴重，可能無法精準測量出視野的變化，可能手術後需要重新再檢查。（圖二十二）

像差檢查

使用例如 iTrace 的像差儀可以測量眼球低階與高階的像差，對手術前後視覺功能與症狀的診斷與治療，和人工水晶體的選擇有很大的助益。

診斷白內障，需要做視覺電生理檢查嗎？

如果只是單純診斷白內障，是不需要進行視覺電生理檢查的，但是如有嚴重的白內障發生時，醫生可以藉此檢查了解視網膜細胞有無病變。因此，為了術中及術後患者的安全，視覺電生理檢查與超聲波檢查一樣，是可以列為白內障診斷和手術前準備過程中所進行的檢查。

視覺電生理檢查的原理是利用視覺形成和傳遞的過程中，產生的生物電波活動來瞭解視覺功能。這是一種非侵入性的客觀視覺功能檢查方法，可用於測定無法合作的嬰幼兒、智力低下患者及詐盲者的視力。

慣用眼（利眼）的檢查

每個人皆有兩隻眼，就像兩隻手一樣，有一手是慣用手，同樣的有一眼也是慣用眼，或稱為利眼，優勢眼。通常我們習慣用慣用眼來從事某些工作，例如使用單眼像機時用慣用眼來看觀景窗，或用慣用眼來瞄準射擊。大多數人的慣用眼是右眼，但是慣用眼和慣用手不一定是同一側，也不一定視力好或度數比較好的那一眼就是慣用眼。為了調整術後雙眼度數的需要，會幫患者測量那一眼為慣用眼。

診斷白內障，需要驗血嗎？

一般來說，診斷白內障只需檢查眼睛的結構，但當醫生根據臨床表現對於患者的白內障有其他疑慮時，例如白內障病因與其他全身性疾病有關時，就會要求進行血液的檢驗。

此外，如果確定患者將接受白內障手術治療且同時需要全身麻醉時，術前的檢查也必須驗血，其中的血液常規檢查：包括白血球、紅血球、血紅素的含量以及血球容積、血小板等；而其他的血液檢查還有凝血功能是否正常、肝腎功能的現狀等，這是為了避免因其他疾病導致併發症，用以確保手術中及手術後患者的安全。

目前白內障手術並不需要做例行性的全身麻醉，如果手術切口是由角膜進入，也不會出血，因此並不需要驗血。

第5章

治療篇

白內障要在什麼時候開始治療？

一旦發現有白內障的症狀時，通常水晶體已經有一定程度的混濁了。因此，只要出現白內障的症狀，就應該趁視力損傷輕微時儘早就醫，接受藥物治療，並且定期複診，待醫生判斷可以進行白內障手術時，或是當白內障影響視覺造成日常活動不便時，或還有其它眼科疾病需要治療時，就要考慮採取白內障手術，使視力得以恢復或進一步治療其它眼疾。

此外，大多數白內障是老年性白內障，只要是年紀增加，細胞老化都有可能罹患，就像白頭髮一樣，目前並沒有特殊的方式可以讓人終生預防，因此，定期做眼科檢查就成為早期發現白內障的關鍵。

早期的白內障能否靠藥物治癒？

治療白內障的藥物主要是延緩水晶體混濁的速度，目前並無法讓已混濁的水晶體變的清澈。雖然有臨床實驗研究發現 pirenoxine 成分可減緩水晶體蛋白混濁的現象，但主要是針對初期白內障，目前還未有一種藥物可以使白內障逆轉。

老年性白內障早期的發展速度緩慢，也有可能自然停止在某一個階段沒有繼續惡化，這時水晶體混濁的程度可能不至於嚴重影響視力，所以也不全然是藥物治療的效果。

目前最有效的治療方式就是手術，如果在白內障已經嚴重影響視力這個階段才使用藥物治療，其實並無太大的意義。

目前有那些藥物可以控制白內障？

目前使用的藥物有下列幾種：

Quinax（快納史）：成份為 AZAPENTACENE POLYSULFONATE SODIUM，因為此化合物對可溶性蛋白質的硫醇基有很高的親和性，因此可抑制水晶體內異常代謝產生的奎諾物質對可溶性蛋白質的氧化作用，並且還可以活化眼睛前房水內的蛋白質分解酵素（proteolitic enzymes），保護水晶體蛋白質，減緩白內障的發生。此藥水為淡紅色，藥水流出乾燥後會在眼周形成紅色的結晶物。

不過進口商 Alcon 愛爾康公司已於二〇一六年九月宣佈原廠停產此藥水，原因是原廠發現其有效成分濃度會隨時間遞減、影響藥效。

克泰寧（Catalin-k），比麗明（Pirenoxin）點眼液、柯寧優尼（Kary uni）點眼懸浮液：主要成份為 PIRFENOXONE，本身呈黃棕色，具有對抗自由基的作用。有實驗證明吡諾克辛可抑制（quinones；為色胺酸或酪胺酸的不正常代謝產物），對水晶體蛋白質硫醇基（-SH groups）作用；可抑制山梨醇（sorbital）的合成，減少滲透壓對水晶體的損傷；可活化水晶體囊（crystalline capsule）的陽離子幫浦功能；可增加水晶體的可溶性蛋白、含硫胺基酸、及穀胱甘肽（glutathione）的濃度。副作用很少，偶爾會有局部刺激感、搔癢、結膜充血、表淺性角膜炎、或因過敏而產生接觸性皮膚炎及眼瞼炎等。除了原本會過敏的人外，並無其它使用禁忌症。

有那些藥物正在研發中？

二〇一五年科學雜誌（Science）發表了一篇文章，引述同年自然雜誌（Nature）的研究論文，Zhao 等人發現羊毛甾醇（lanosterol）可以有效的在動物實驗中顯著降低已形成的蛋白質沉積，讓混濁的水晶體變透明。但是同年類似的實驗在人類混濁的水晶體上卻沒有類似的作用。目前已有名為 Lanomax 的眼藥水用於小動物的白內障治療上，但目前尚無生產可使用在人體的藥水。

白內障，術前術後怎樣正確點眼藥？

通常白內障患者年齡偏高，動作較不靈活，有許多事需要家人代勞，例如點眼藥膏或眼藥水，除了用藥前要認真閱讀藥瓶上的說明之外，點眼藥的正確步驟如下：

1 清潔雙手，點眼藥前以肥皂先洗淨雙手。

2 清潔眼部周圍預防髒物進入眼中，可以棉花棒沾溫開水，由眼內側往外側輕輕擦拭。

3 採平躺姿勢，或坐姿將頭後仰，最好後面有牆可倚靠，眼睛睜開向上看。

4 將下眼皮輕輕拉開，並將眼藥點在下眼皮內的下方，請勿直接將眼藥點於眼球上。如果有眼藥水及藥膏，順序是先點藥水再點藥膏。點完眼藥後輕輕閉眼三分鐘。

5 使用完畢蓋好眼藥瓶蓋，置於陰涼處或保存於冰箱冷藏室中，避免光線照射。如果是片劑或粉劑，應先溶解於同一包裝藥水中再使用；眼藥水在開瓶後四週內使用完畢，過期時就應該丟棄。要特別注意的是，眼藥水應與其他外用藥水分開放置，以免誤用造成眼睛的損傷。

6 點完眼藥之後，蓋上眼罩並以醫療用紙膠布固定。金屬眼罩每日使用酒精或是沸水消毒一次。

7 如果點完眼藥發生疼痛、奇癢、局部紅腫等現象應停止用藥，症狀明顯者應立即到醫院就診。

自己點眼藥水時，藥瓶尖端切勿過度接近眼球，以免藥瓶尖端戳傷眼球。如果手部不穩定，可以採平躺姿勢，將眼睛自然張開，藥瓶以鼻山根為依靠，水平放置。只要按壓瓶身，藥水即會自動落入眼表面。

白內障需要手術治療的時機是什麼？

白內障的發展速度因人而異，有些人經過數年甚至數十年水晶體才完全混濁，但有些人只幾個月的時間，水晶體混濁的程度就變得嚴重。然而，到目前為止並沒有任何藥物被證實能有效防止水晶體混濁，只能採取保養的方式，例如均衡飲食、服用維生素和抗氧化劑、戴太陽眼鏡減少紫外線曝曬、以及避免抽菸等，想要減緩白內障的發展速度，目前唯一最有效且能提升視力的方法就是接受白內障手術。

至於，什麼時間是最適合動手術呢？就要依照每個人的需求而定了。如果患者終日待在家中，可能不需要極佳的視力就可以處理日常生活，但如果是每天都會使用視力工作的患者，例如開車、打電腦等，視力在0.7以下就會帶來困擾。因此，通常建議進行白內障手術時間的標準是以視力惡化是否會影響到日常生活而定。此外，當白內障過熟而導致青光眼時，則需要進行緊急手術。

還有，先天性白內障會影響視覺的正常發育，且容易導致弱視，因此對於單、雙眼完全性白內障或位於中央視軸混濁明顯的白內障，應該在出生後六個月內進行手術治療。

徹底治療白內障的方法爲何？

目前藥物並無法讓混濁的水晶體回復成透明狀態，因此如果水晶體的混濁程度達到會影響到日常生活工作的程度，或者有可能引發其它眼疾（如隅角閉鎖性青光眼），還是沒有清除混濁的水晶體將會影響其它眼疾的治療（如視網膜疾患），那麼徹底治療的方式就是手術清除混濁的水晶體，並置放一片人工水晶體於眼球內。

可以只清除白內障而不置放人工水晶體嗎？

白內障手術清除白內障而不置放人工水晶體，就像治療蛀牙，將蛀牙拔掉後，卻不裝上假牙一樣，無法恢復正常的生理功能。

水晶體就是眼球內的一片透鏡，可以將光線聚焦在視網膜上。如果移除而不置放人工水晶體代替原來水晶體的聚焦功能，那麼手術後就要配戴非常高度的遠視眼鏡（凸透鏡），如圖一，視覺效果非常不好且生活不便。

水晶體除了聚焦外還有將眼球分隔為前後節段的功能，因此除了眼球的結構特殊，無法置放人工水晶體的情形外，一般即使所需要的人工水晶體度數為零，仍然會置放一片人工水晶體在眼球裡面。

圖一　遠視眼鏡（凸透鏡）

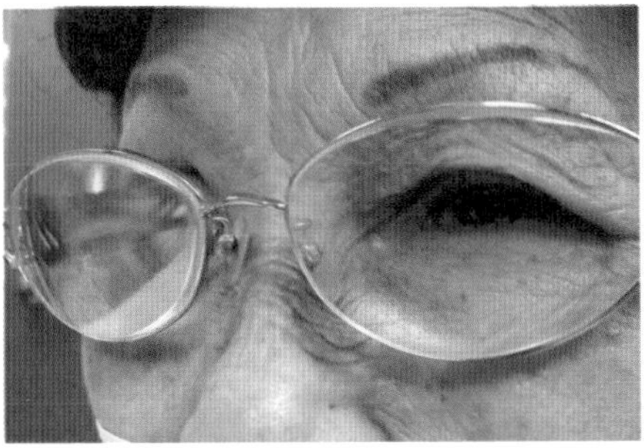

白內障不做手術有危險嗎？

白內障主要的徵狀為視力逐漸減退、夜晚視力差、對光敏感、眼鏡度數時常改變、出現單眼複視、對色彩敏感度減退等，雖然不會疼痛，但會隨著水晶體混濁的程度越加嚴重，患者會出現視覺障礙，影響到個人的工作及日常生活品質；除此之外，過了成熟期的白內障，已經不是造成水晶體混濁、視力變差而已，有可能併發青光眼、葡萄膜炎，最後還會因為眼球萎縮而必須摘除眼球。因此，建議白內障患者把握透過手術恢復視力的機會，不要拖延造成永久失明的遺憾。

因過熟白內障導致隅角過窄，青光眼發作、角膜水腫，會增加手術的難度。（圖二）

老年性白內障手術有年齡限制嗎？

由於現今社會高齡化，生活品質提升，平均壽命也增加，因此老年性疾病患者也相對增加，老年性白內障就是其中一種。有些人擔心年齡越大越不合適接受白內障手術，究竟老年性白內障有沒有年齡上的限制呢？

目前的白內障手術是一種顯微傷口手術，不但儀器非常先進、手術時間也很短，而且大部分的患者只需要局部點用藥水在眼表面麻醉就可以進行手術，手術過程中，幾乎沒有疼痛的感覺，如果有不適感，即時反應給手術醫師，都可以隨時再加點麻醉劑。術後只要小心照護，多數患者都能獲得良好的視力。因此，對老年人來說，只要全身狀況允許，一般都能耐受白內障手術，所以白內障手術在年齡上沒有絕對的限制。筆者曾為高齡105歲的人瑞動手術，仍能恢復極佳視力。

人體隨著年齡增長，各器官、組織功能會逐漸衰退，各種慢性疾病也就會開始產生，因此接受白內障手術並非完全沒有風險。所以針對老年人要特別注意的事項，就是在白內障手術前必須要縝密地進行眼部檢查。患者也必須誠實告知醫生自己的疾病史，讓眼科醫生及內科醫生密切配合，待其他疾病控制在穩定的情形下再進行白內障手術。

能矯正到極佳視力，還要考慮白內障手術嗎？

有些情況下，雖然白內障不致於讓視力過度惡化，但仍需要考慮手術，例如隅角閉鎖性的青光眼，患者前房空間過於狹窄，導致房水無法順利排出。許多臨床研究都已證實，水晶體移除對控制不良的隅角閉鎖性青光眼，可能是最好的治療方式，因為移除了天然的水晶體後，前房空間大增，隅角範圍變大，房水循環也會變好（如圖三）。因此儘早手術移除天然的水晶體對青光眼的控制有極大的幫助。這個時候的白內障手術主要是為了避免青光眼造成的神經損傷。如果需要，白內障手術還可以和青光眼手術同時進行。

另外一種情況是白內障造成的不等視。如早發性白內障，常常一眼先惡化，導致近視度數不斷加深，兩眼的度數差距越來越大。雖然單眼測試，還可以矯正視力，但如果兩眼不等視的情況太過嚴重，導致無法配戴眼鏡（例如視差過大導致頭暈，或散光過深，根本沒有辦法戴得住眼鏡或用隱形眼鏡矯正），那麼執行白內障手術就是最好的解決方式。

圖二 白內障併發急性青光眼合併角膜水腫

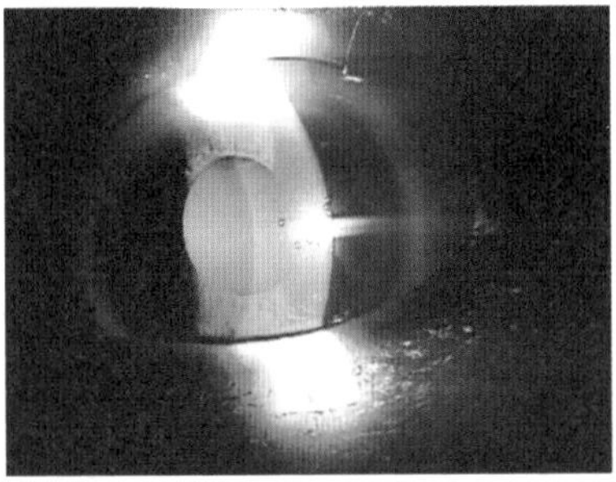

圖三 手術前後空間比較

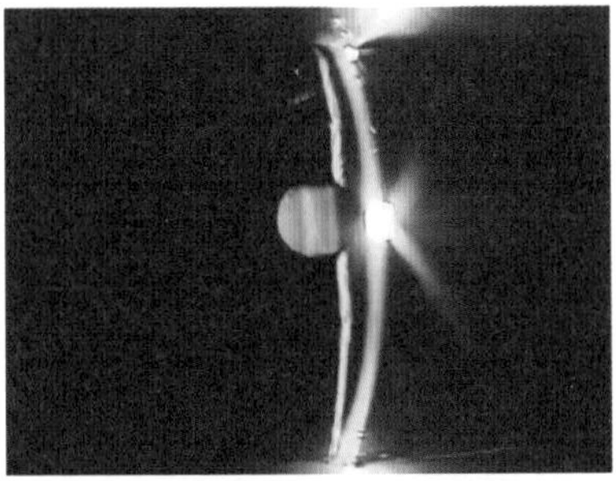

手術前前房空間狹窄

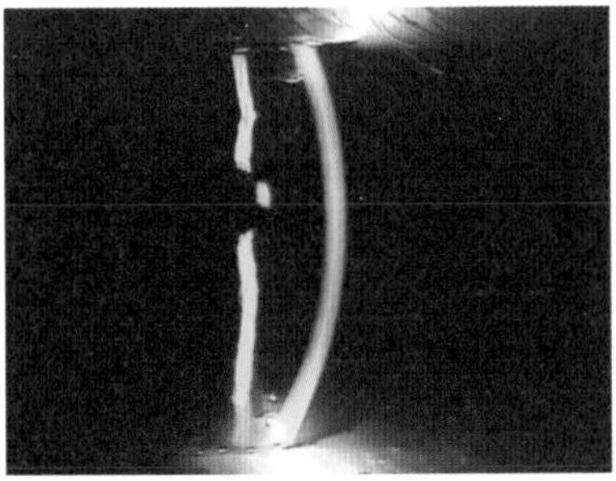

手術後前房開闊

糖尿病患不能接受白內障手術嗎？

許多糖尿病患者因擔心傷口無法癒合而不敢接受白內障手術。事實上，現今白內障手術的傷口極小（不到3毫米），一般術後不會有傷口癒合的問題。比較重要的是，手術前糖尿病視網膜病變是否已經存在，如果已有糖尿病視網膜症，是否能夠進行治療？目前並沒有共通一定的標準顯示醣化血紅素（HbA1C）數值在多少以下，就能安全的進行手術或避免術後糖尿病視網膜症的惡化（日本的準則是在10以下）。即使在手術前因為嚴重的白內障而無法使用雷射治療視網膜病變，現在也有抗新生血管因子（anti-VEGF）可以在手術前或手術當中注射至眼球內。待白內障手術移除混濁的水晶體後，再進行視網膜的雷射治療。

如果手術前已有糖尿病視網膜症或黃斑部水腫，在手術後可能會影響視力的恢復，需要再進一步的積極治療。許多患者手術後視力恢復不如預期，便認為是手術失敗。即使完全成功的白內障手術，因為糖尿病視網膜症的影響，也有可能沒有辦法恢復到極佳的視力，在手術前應該先與醫師詳細討論術後繼續治療的方針，因為除去會干擾的白內障有時是治療糖尿病視膜症的前置步驟。

服用抗擬劑就不能接受白內障手術嗎？

白內障微創手術的傷口多由沒有血管的角膜進入眼球，而且白內障水晶體本身也不含血管的組織，因此一般白內障手術服用阿司匹靈（aspirin）或抗凝劑（如warfarin）的患者，仍然可以安全的進行手術。

有一些瞳孔沾黏嚴重與虹膜上有新生血管的患者，因為手術時有可能會接觸到具有血管的虹膜組織，這點可以先和內科醫師與眼科醫師討論，是否要在手術前先停止服用這些藥物。

白內障手術的成功率和風險效益如何評估？

白內障手術可以說是所有選擇性手術中成功率最高的手術之一，一般有經驗的醫師成功率可達99％，甚至更高。加上先進的手術儀器輔助，例如飛秒雷射儀，超音波乳化儀的協助，白內障手術已經由需要住院觀察，轉變成手術後可以立即行動返家的例行性門診手術。當然手術的成功率還關乎患者的眼球體質，與術後的照護。是否合併其它的眼球疾病，許多眼球的疾病可能會提高手術的難度與風險，術後若沒有適當的照護回診追蹤，也可能併發其它問題。

當手術的效益高於手術的風險時，我們就應該考慮接受手術。一般白內障惡化是隨著時間漸變越來越厲害的。如果托延不及時治療，只會讓手術的風險逐漸攀昇，手術後的恢復期拉長，預後視力變差。

圖四　白內障手術效益與風險評估（每人或有差異）

手術價值 = A — B

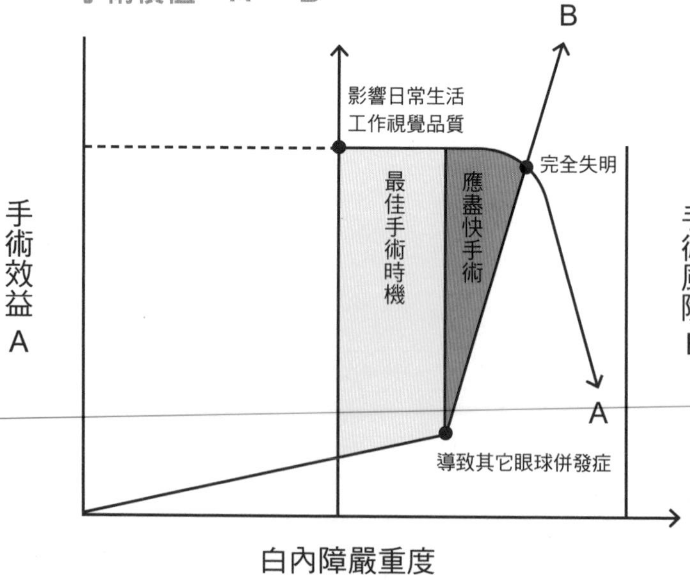

（圖四）

因此，和醫師討論手術時機時，請適當的跟醫師詢問手術可以為您帶來的好處，手術可能的成功率與不進行手術可能產生的狀況與危險。

哪些全身疾病的老年患者不適合馬上進行白內障手術？

許多老年性白內障患者由於年齡的關係，往往同時患有其他老年性疾病，例如心血管疾病、高血壓、糖尿病、腦中風或慢性支氣管炎等。醫生會在白內障手術前進行眼部及全身檢查，並且與內科醫生共同評估患者進行白內障手術的風險，如果具有高度危險性的患者，應該延緩手術。因此，患者在就診時，一定要詳細向醫生說明自己的病史，配合各項檢查，並且按照醫生的指示用藥或保養，將全身性疾病控制在接受手術的最佳狀態。

另一方面，如果老年白內障患者的全身性疾病處於穩定的狀態，例如心臟功能尚可、高血壓控制穩定或康復中的腦血管疾病等，患者都可以耐受白內障手術，只是如果患者對眼部手術存在高度的恐懼，就會影響心臟及腦血管，增加手術中的危險性。對於這一類患者，應慎重考慮手術時機、術中的安全性以及術前用藥的必要性。而患者家屬此時可以安撫患者，並且配合醫生排除患者不必要的焦慮及恐懼。

雙眼白內障能否同時手術？

以目前的白內障手術來說，一般並不建議雙眼同時進行。對於雙眼白內障的患者，醫生通常會先針對視力較差的眼睛進行白內障手術，待術後恢復情形穩定後，才會根據狀況再決定另一眼接受手術的時間，如果較差的患眼術後視力恢復不佳，還有另一隻眼恢復視力的機會。也可以針對第一眼手術的視力結果，修正第二眼手術後要達到的屈光狀態。

是否能夠雙眼同時接受白內障手術，這還需要考慮到術後併發症及免疫反應的問題。

人工水晶體對人體來說也是一種異物，因此人體有可能對植入的人工晶體產生不良反應，所以通常需要觀察一個星期，因此，雖然患者想儘快完成雙眼的手術，醫生還是必須觀察患者術後恢復的情形，以及是否有免疫反應的產生，並考慮患者是否耐受短期間內接受兩次手術。

但是有一種特殊狀況，白內障患者必須雙眼同時進行手術，那就是需要進行全身麻醉的兒童白內障患者或是無法自主配合的成人患者，這是因為要避免重複全身麻醉所造成的風險。

白內障手術要住院嗎？

現今白內障手術屬於眼科常見的手術，手術時間短、創傷小，術後恢復也快，而且在門診就可以進行。患者只要在術前做完仔細的檢查，並且在醫生安排的時間到達，基本上手術完成後即可回家，不需要住院（目前健保規定，尋常的白內障手術是不需要住院的，不過也有某些情況需要住院。）

首先，患者必須是在全身狀況適宜手術的條件下接受手術；其次，術後回家的路程不宜太遠，以免造成患者的勞累；還有，如果患者屬於年長者或行動不便，應該要有人陪伴。

那麼，有哪些情形的患者是需要在術後住院的呢？

1. 低年齡的兒童白內障患者。
2. 醫生判斷具有聯合其他眼科手術共同進行的必要性時，術後應該短期住院觀察。
3. 經過醫生綜合評估後，手術需要採用全身麻醉的患者。
4. 患有全身性疾病，例如心血管、呼吸系統以及精神疾病等患者，或是在白內障手術中及術後產生併發症或意外的患者。

即使患者術後即可回家休養，也必須按照醫生要求，按時點眼藥、充分休息，並且注意保護動手術的眼睛，並定期回診複查。

第6章

手術篇

白內障手術的原理

白內障就是水晶體混濁，造成光線無法透過水晶體好好的聚焦在視網膜上，這就好像照相機的鏡頭，鏡片模糊掉了一樣。當鏡頭中的鏡片模糊了，我們會置換上新的鏡片，同樣的眼球內的水晶體混濁後，我們也應該把他清除乾淨，並放置人工水晶體，才能將光線良好的聚焦在視網膜上。所以替眼球進行白內障手術就像是為相機鏡頭更換新的鏡片一樣。

白內障手術的歷史——什麼是撥障術

公元前六百年，印度的手術之父 Su ruta，在其著作《手術概要》中曾提及76種眼疾及56種手術的方式，其中就包括了白內障手術，手術的方式就是所謂的撥障法（圖一），雖然知道如何進行手術，但卻完全不知道白內障的成因。公元前四六〇年希臘的醫學之父希波克拉提斯甚至認為白內障不是一種可以治療的疾病。（以現代觀點來看，因當時尚未有人工水晶體的發明，所以這樣的看法也不能說是錯誤哦！）。公元後四〇年，亞力山卓的 Celsius 在「De re Medicina」中也描述了類似的撥障技術。可能是亞力山大東征時由印度傳入。當時認為白內障是虹膜與晶體間眼球液狀介質（hypochymia）的凝固（suffusion）。歐州中世紀時，眼科手術多半是由理髮師來執行。一直到公元後一〇八〇年阿拉伯僧侶及醫師才將「suffusion」翻譯成拉丁文「Cataracta」，意思為因某物造成遮蔽。（好像把窗子關起來，光線就進不來）。所以現在的白內障英文名字就稱為 cataract。

法國 Brisseau 先生得到特別的撥障針，並進行研究，首次在一名死亡的士兵身上執行白內障手術，証實白內障是導因於水晶體混濁，並於一七〇五年在巴黎皇家學院宣讀其論文，這是歷史上對白內障手術的第一篇論文。

而在中國，唐朝的外台秘要中描述了所謂的金針撥障術《一針之後，豁若開雲而見白日》。家喻戶曉的大詩人杜牧詩集中也曾提及，可見此手術在當時已相當普遍。

到了明清時代，張璐所著張氏醫通 - 七竅門中有金針開內障的專節。對白內障的分類、各式金針、撥障需注意事項、併發症的處理都有記述，顯然手術已達一定水準。

圖一　古老的撥障法

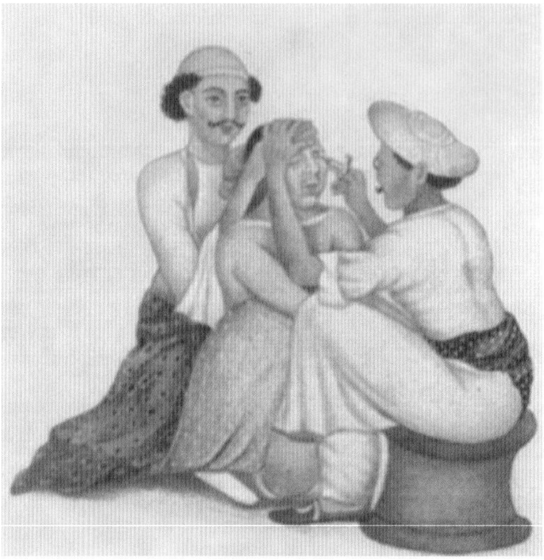

在沒有麻醉的情況下，
由助手固定患者頭部，
施行撥障手術。

圖二　角膜進針圖示

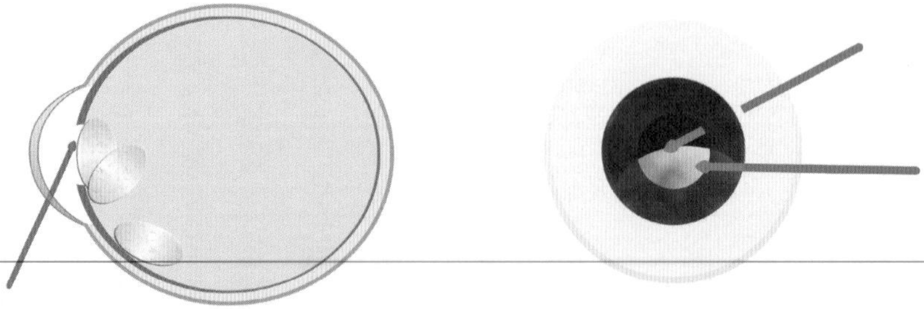

從眼白處進針，撥開阻擋視軸的白內障。

目經大成中，有記載手術操作八法。並說明此方法不易出血，手術反應輕，術後癒合快，不需要嚴格臥床。這樣的訴求與現代白內障手術非常類似，但是術後效果卻有天壤之別。

撥障術是使用特別的針，由輪部（角膜與結膜交接處）後4毫米處或直接由角膜進針（圖二），使用針頭將白內障撥開視軸（瞳孔）中心，直到患者看到「形狀」為止。手術時沒有麻醉，也無消毒，時間雖短但是效果不良，且殘留在眼球內的水晶體可能引起發炎，也可能因為細菌進入眼球而造成感染。

什麼是囊外、囊內摘除術？

撥障術是將白內障撥開視軸中心，讓光線可以進入到視網膜，但混濁的水晶體仍然在眼球之中，手術後水晶體的蛋白質仍有可能引發許多後遺症。而囊外與囊內摘除手術則是將混濁的水晶體從眼球內移除，避免水晶體殘存在眼球內的併發症。

而什麼是囊內摘除術（ICCE，Intracapsular cataract extraction）呢？就是把水晶體保持在水晶體的囊袋內，一起整個移出眼球。相反的，囊外摘除術是將水晶體囊袋保持在眼球原來的地方，而將水晶體從囊袋內拿出囊袋「外」，再移除出眼球，所以稱為囊外摘除手術（ECCE，Extracapsular cataract extraction）。

法國人 Jacques Daviel 是第一位實行囊外摘除白內障的醫師，為白內障手術突破性的成果（圖三）。一七五二年在巴黎外科學院發表論文報告，206例成功率為88%。但仍然未植入任何人工水晶體。要植行囊外或囊內摘除手術，比撥

圖三 1952 年囊外摘除白內障手繪步驟圖

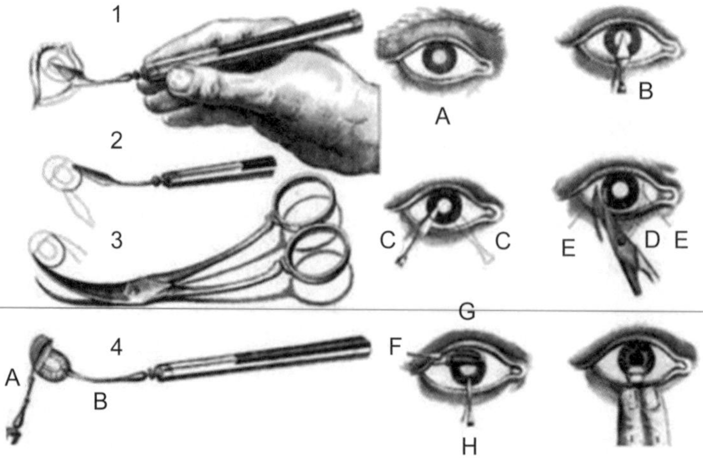

障術需要更多精細的手術器械和更加困難的手術技巧，傷口也比撥障手術要大的多，才能將大小約12毫米的水晶體移出眼球之外。同時也要面臨手術後如何維持眼球球形的挑戰。因此許多醫師並沒有使用Deviel的方法而寧可使用撥障術，一直到十九世紀中，許多醫師簡化了手術步驟，並精良了器械。這樣的摘除術才成為受過訓練的眼科醫師最佳的選擇。

一八五〇年Albrecht von Graefe發明了製作傷口的刀片，他的手術方法持續到一九七〇年代仍然是標準的白內障囊外切除術式。當時使用von Graefe氏刀片，在上方周邊角膜做出180度的弧形傷口，用鑷子撕開前囊袋製做前囊造口，使用水晶體鉤從眼球外壓迫，將硬的晶核擠壓出眼球。因為尚無縫線可應用於眼球縫合，因此要住院兩周，前十天絕對臥床，五天後才能移除包紮。三個月後才能配眼鏡矯正視力。

囊外摘除比囊內摘除優良，是因為保持了完整後囊袋的結構，可以維持眼球前節段與後節段正常的解剖構造。而且保留下來的囊袋結構可以成為最佳的人工水晶體固定處，是現代白內障手術的基礎。

囊內摘除術如何進行？

一九五〇年代末期，白內障手術又回到囊內摘除的方式。因為 Joaquin Barraguer 發明了可以融解固定水晶體懸韌帶的酵素（alpha-chymotrypsin），再加上特別設計的冷凍吸引晶體的探頭（圖四），可以讓手術很快的進行，將水晶體合併囊袋一併移出眼球外。但是這樣的手術方式沒有保留囊袋的結構，因此沒有成為手術的主流方式。

圖四　冷凍吸除晶體的儀器

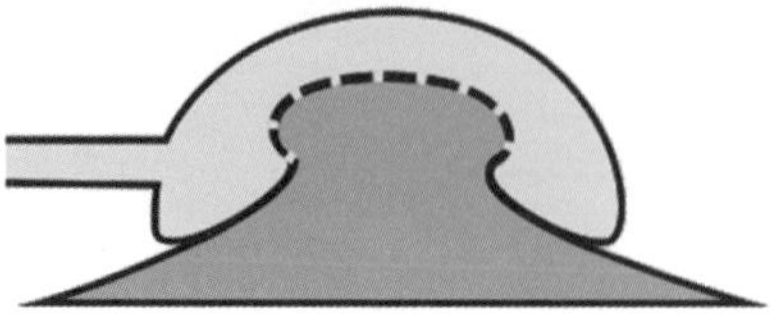

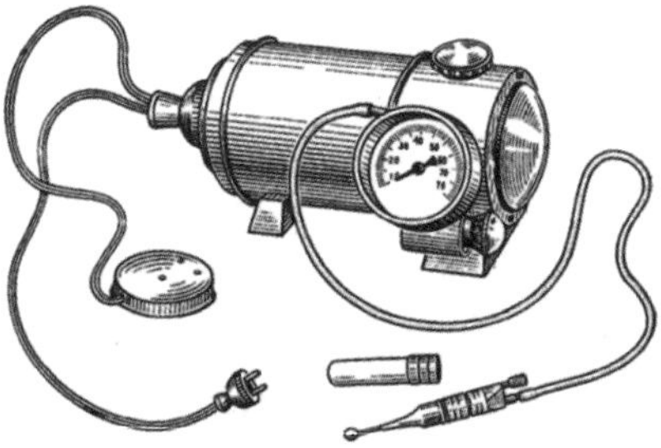

如何將水晶體從囊袋中取出來？

從第一章常識篇中我們知道，囊袋是水晶體最外層薄薄的結締組織，就像糖果外包覆的玻璃紙一樣非常的薄。如果要把水晶體由囊袋中取出來，必需在囊袋上做出一個造口，我們稱之為前囊造口（capsulotomy）。（圖五）

前囊造口也有非常多的製作方式（表十四），但是現代白內障手術的標準造口方式為CCC（continuous curvilinear capsulorrhexis）連續性環形前囊撕開造口術，是固定人工水晶體最重要的步驟。

如果把前囊造口想像成是照相機鏡頭上固定鏡片的凹槽結構，就知道為什麼前囊造口如此重要了。適當大小的前囊造口，可以將人工水晶體穩固的固定

圖五 前囊造口

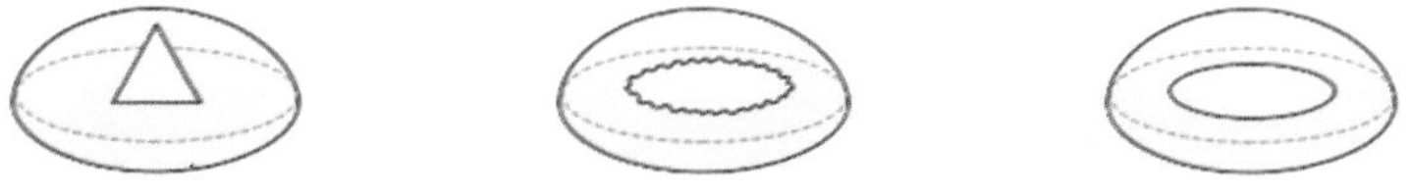

前囊造口術，將前囊袋處撕出一個開口，從這開口可以清除白內障。有不同型式的製作方式，目前造口最佳方式為 CCC（居中定位良好的連續性環形前囊造口）

在囊袋中，不僅能維持長久的穩定性，而且可以減少後發性白內障發生的比率。就像相機鏡頭一樣，如果鏡片固定不良歪斜，就沒有辦法有良好的光學效果。前囊造口方式的演變，其實就是白內障手術的發展史。

〔表十四〕 前囊造口方式的演變

1750 年	Jacques Daviel 發明囊外摘除術取代撥障術。使用前囊彎針 (cystotome) 製做前囊造口。
19 世紀	Albert von Graefe 引領了囊外摘除術的潮流，使用前囊彎針 (cystotome) 製做前囊造口。
20 世紀早期	Ignacio Barraquer 使用不需前囊造口，用吸引方式移除水晶體的囊內白內障摘除手術，但未成為主流術式。
	Sir Harold Ridley 使用前囊鑷來製作前囊造口
	Joaquim Barraquer 使用酵素來融解前囊懸韌帶，實行不需前囊造口，移除水晶體的囊內白內障摘除手術，短暫流行了一陣子。
1960 年代	Charles D Kelman, 發明了白內障超音波乳化手術，並使用聖誕樹形前囊造口術。
	Richard P Kratz, 發明了開罐器法前囊造口術，普為流行。
1980 年代	Albert Galand 發明信封袋式造口，確定人工水晶體可以固定在囊袋之中。
	Gimbel 等人開始使用 連續性環形前囊撕開造口術。
	各種在囊袋中分解晶核的手術方式發展出來。
1999 年	Gerrit R.J 提倡使用 trypan blue 染劑來染色前囊。 Minas Coroneo 使技術專利化。
2000 年	醫師注重如何使前囊造口更為精確完美。
2008 年	Zoltan A Nagy 執行了第一例飛秒雷射輔助白內障手術。
	Marie-Jose Tassignon 設計了環形的尺規，用來引導前囊造口的製作。
2017 年	除了飛秒雷射外，還有各種儀器與器械設計出來，讓前囊造口能夠完美。

爲什麼白內障要成熟了才能動手術？

不管是囊外或囊內摘除手術，在超音波乳化被發展出來以前的時代，都要等水晶體的晶核變硬，才容易擠的出來，就像吃水果要將硬的果核擠出來一樣。所以傳統手術是將整個白內障取出眼球外，所以在手術後我們可以取得一顆混濁的水晶體，以往醫師都會交還給患者，稱做「內障子」。（圖六）

因為傳統手術要取出完整的水晶體，傷口必需要大到能夠取出白內障，所以往往需要10到12毫米的傷口。

眼球大小直徑平均約24毫米，這樣尺寸的傷口對眼球來說實在過大，不僅需要注射麻醉劑才能進行，而且傷口越大手術中越容易產生併發症，且術後容易感染，疼痛感也較明顯，同時需要縫線來閉合傷口（圖七），而縫線的鬆緊會造成眼球的散光度數增加，必需拆線調整散光。裸露的縫線也會造成刺激、感染或發炎。

因此在超音波乳化手術發展出來後，白內障手術就不需要等白內障成熟才能動手術。

現代人對視力的需求提高，壽命也逐漸拉長，需要良好視力才能有良好的生活品質。

白內障要等到成熟才能處理，已經是過時且錯誤的觀念了。如果視力或視覺功能不能滿足日常生活工作的需求，或造成很大的困擾，那就要考慮接受手術。

圖六　過度成熟，堅如石頭之白內障晶核（內障子）

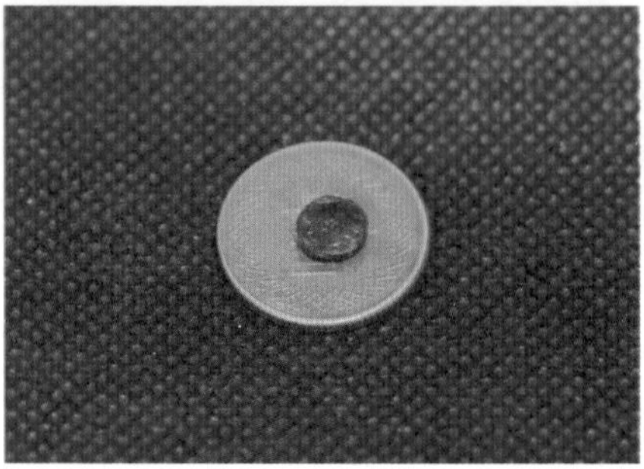

圖七　縫線與傷口疤痕

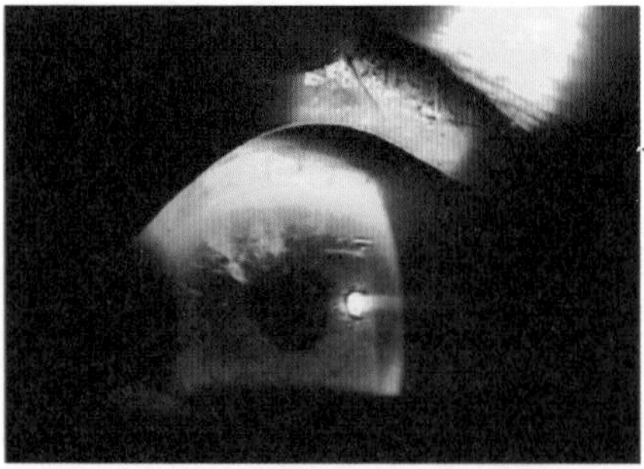

傳統大切口囊外摘除手術。傷口大，需要縫線閉合傷口，容易造成疤痕與散光。

後發性白內障如何處理？

Daniele Aron Rosa 在一九八二年使用錏鉻雷射來治療後發性白內障，一直到現在都還是標準的處理方式。一般後發性白內障只需要進行一次雷射就可以清除，也不會再度發生（圖八）。

雷射手術在門診即可進行，點用局部麻醉劑後，使用特殊聚焦透鏡將混濁的後囊膜打開，讓光線可以透過。因為後囊膜並沒有感覺神經，所以雷射進行完全不會有疼痛的感覺。雷射術後往往有短暫性的飛蚊增加的症狀，但會隨時間慢慢消失。

圖八 後發性白內障

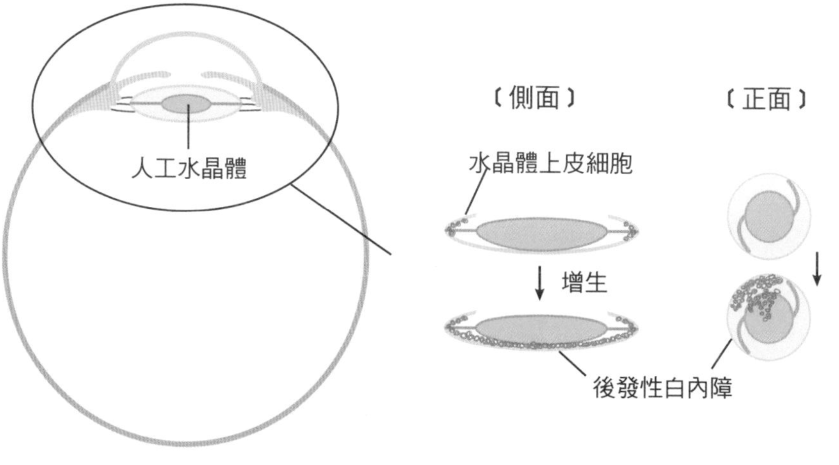

什麼是超音波乳化手術？

一九六七年 Charles Kelman 發明了超音波乳化手術，目前已經是白內障手術的主流，幾乎可以應用在所有的白內障手術中。

Kelman 醫師的靈感是來自於牙醫的朋友。有一次在牙醫朋友處洗牙，他忽然靈機一動，既然超音波探頭可以將堅硬的牙結石清理掉而不傷及牙齒本身，那麼可能也可以將堅硬的晶核弄碎，就不用使用很大的傷口將白內障整個取出來了。於是他使用傳統囊外手術取出的晶核做實驗，果然可以產生作用，於是造福全人類的超音波乳化手術終於誕生（圖九）。

簡單的說，超音波乳化手術就是使用類似吸管

圖九 Kelman 博士研發出的第一代超音波乳化儀

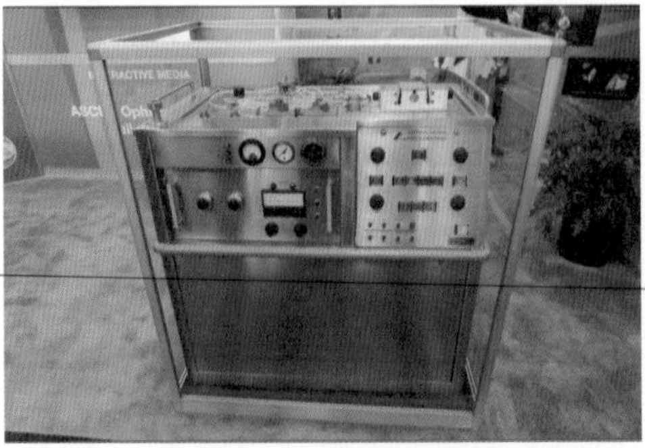

的超音波探頭，將探頭由傷口伸入眼球內，將晶核弄碎後由吸管將乳化後的晶核蛋白吸出眼球之外。不過這樣的手術方式就無法保留完整的「內障子」。但是因為傷口大小只需讓探頭進入眼球，因此可以大大縮小白內障手術的傷口。

超音波乳化手術的原理

超音波乳化手術是使用每秒震動二萬五千至六萬次的探頭，在震動時產生的機械撞擊力，與在液體中快速震動時產生的微小氣泡瞬間破裂時產生的乳化作用，將堅硬的晶核乳化，再使用同一探頭將之抽吸出眼球外。整個過程只在封閉的眼球內進行，因此需要一個維持眼球內體積恒定的水流傳送系統來支持。超音波探頭在眼球前房內，探頭會不斷的補充與前房水類似的生理平衡溶液，讓前房維持適當的空間，得以讓手術器械在眼球內活動，避免傷害到周邊的正常組織。（圖十）（圖十一）

由於粉碎晶核需要能量，越堅硬的晶核所需的能量就越高，因此越成熟的白內障使用超音波乳化術反而越難以進行，危險性也會提高。因此現在白內障手術不要等待成熟才進行，而是視力或視覺功能不符合日常生活所需，就應該及早接受白內障手術。

圖十 超音波乳化儀模式圖

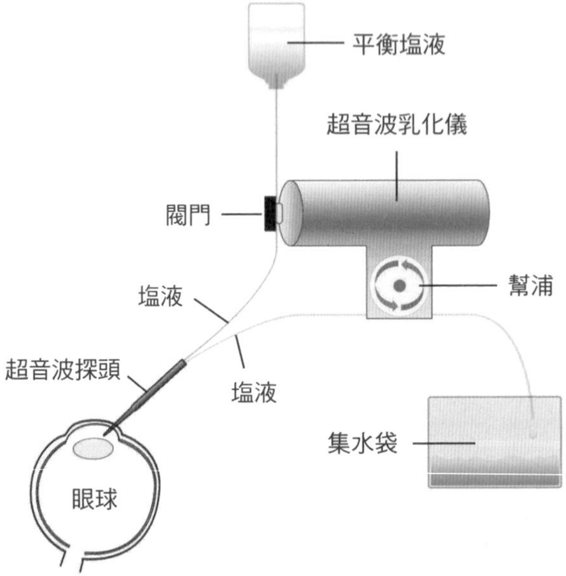

圖十一 超音波探頭震動將白內障晶核震碎

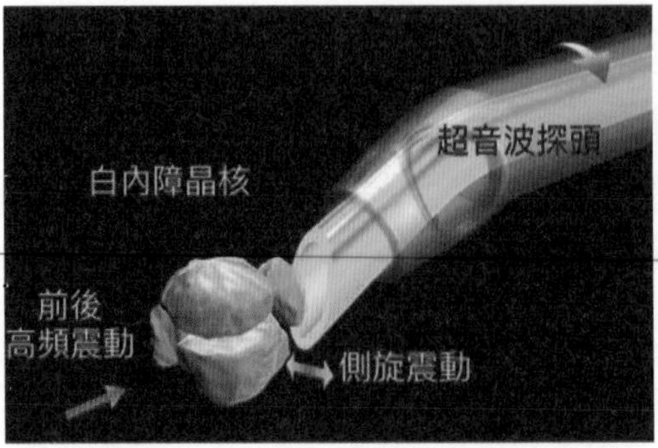

超音波乳化術的基本步驟

白內障超音波乳化手術是一種事先計劃安排好的最佳流程手術方式，因此又稱計劃性囊外摘除手術，因為仍然留下原有的水晶體囊袋，所以還是屬於囊外摘除手術的一種。但是每位患者的眼球結構，體質都有所不同，因此手術中仍有發生無法預期事故的可能性，需要臨時調整手術步驟。下列為超音波乳化手術的整個過程，提供給讀者參考（圖十二）。

圖十二 超音波乳化手術基本步驟圖

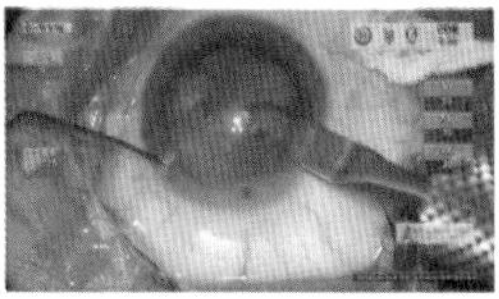

① 使用器械（鑽石刀或鋼刀）在角膜周邊製作切口，主切口約 2.2 豪米大小，輔助切口約 1 豪米。

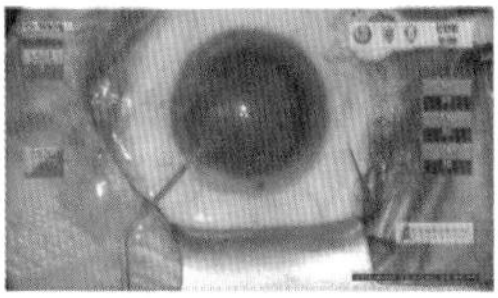

② 在前房注入人工玻璃體取代房水並穩定前房結構。

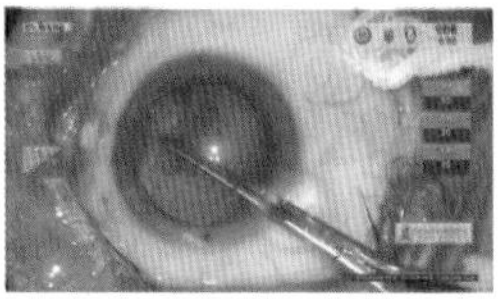

③ 使用前囊鑷或彎針在前囊上製作一個中心定位良好、大小適中、接近正圓的前囊造口。

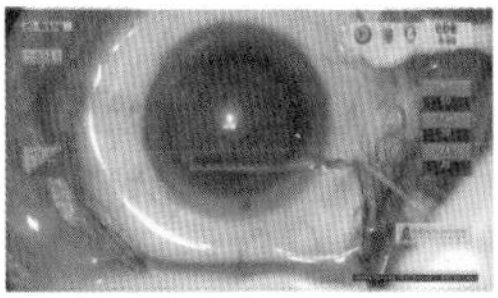

④ 使用平針頭在囊袋與晶體間注入平衡鹽液，將囊袋與晶體皮質做水解離。

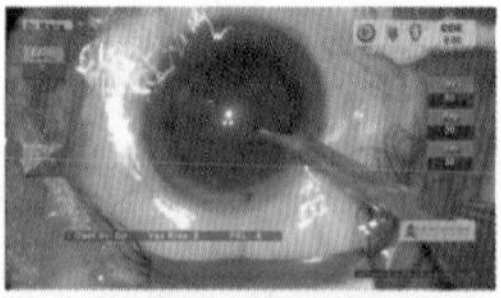

⑤ 將超音波探頭由主切口伸入前房，並持續灌注平衡鹽液。

輔助器械由輔助傷口進入前房。

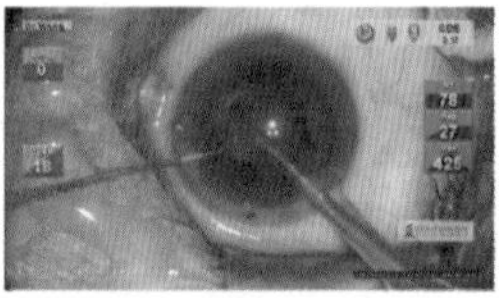

⑥ 在狹小的前房空間中，謹慎的將晶核使用超音波探頭和輔助器械來分割成碎片，再乳化吸除。

取出超音波探頭與輔助器械。

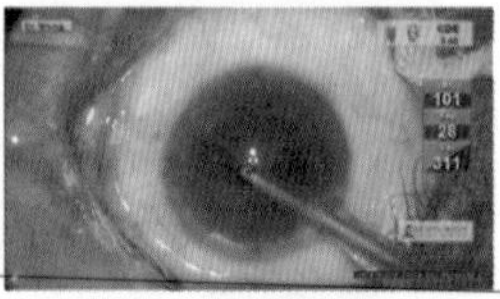

⑦ 由主切口置入皮質抽吸探頭，將囊袋內側的皮質吸除乾淨並拋光囊袋，減少後發性白內障的機率。

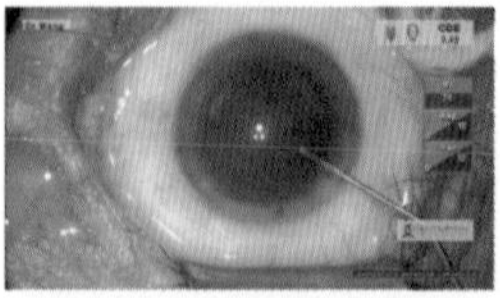

⑧ 注入人工玻璃體於囊袋內。

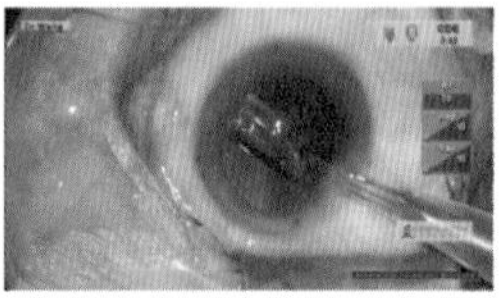

⑨ 將軟式人工水晶體摺疊入卡鋏內，再固定於植入器前方，像吸管一樣的卡鋏前端置入主切口上，再使用植入器將人工水晶體緩緩推入囊袋中。

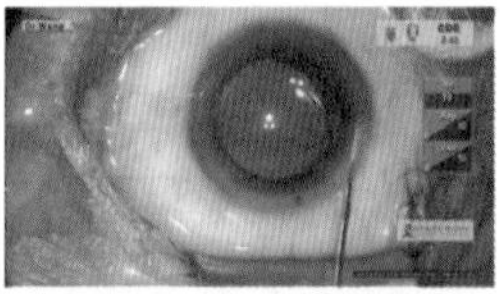

⑩ 等待人工水晶體展開恢復原狀。

調整人工水晶體至正常定位，如果是散光水晶體要將散光軸度調整至預定軸向，多焦點水晶體要將中心位置調整至最佳。

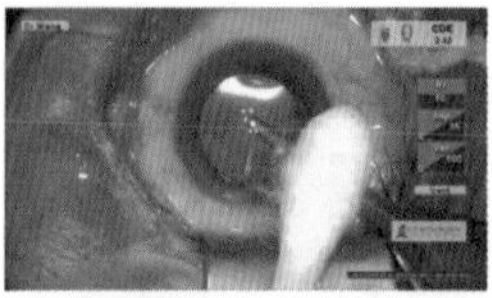

⑪ 由主切口置入皮質抽吸探頭，將囊袋與前房中的殘存人工玻璃體抽吸乾淨。

確認主切口與輔助切口沒有滲漏。前房空間穩定。

覆蓋治療型隱形眼鏡（可視物），或用紗布包紮（無法立即視物）。

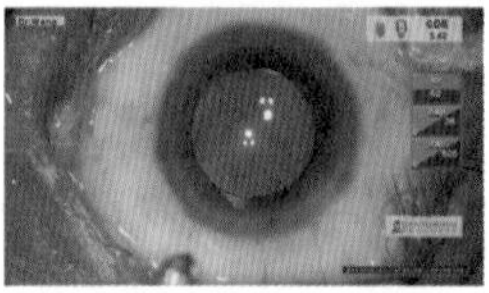

⑫ 覆蓋治療型隱形眼鏡（可視物），或用紗布包紮（無法立即視物）。

圖十三 超音波乳化手術

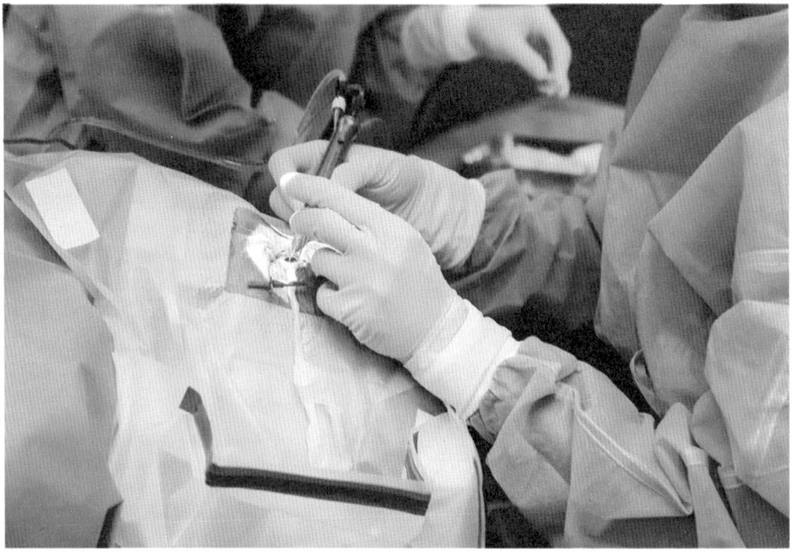

超音波白內障乳化術是顯微手術，需要極精密的儀器設備與無菌作業。

什麼是飛秒雷射白內障輔助手術？

剛剛提到的超音波乳化方式，是使用手動方式利用器械來製作切口、前囊造口與分割晶核。但是人為方式必然會出現誤差。熟練的手術醫師可以將誤差減至最少，但往往無法控制患者本身因為緊張或懼怕而移動身體或眼球，甚或腹部憋氣用力所造成的壓力變化影響。因此，如果有一種方式，可以在不影響眼球完整性的狀態下，將這些步驟完美的執行完畢，那麼手術會更加安全（也就是計畫性手術 no surprise 的概念），更有效率（加快手術進行，減少眼球切口暴露時間，降低發炎與感染機率），而且長期穩定性更好（人工水晶體可以完美的固定在囊袋中），在術後度數預測準確性更高（術後人工水晶體位置良好）。

而飛秒雷射白內障手術系統，就是應用眼球透明介質可以讓雷射光通透聚焦的概念，在執行超音波乳化前，先使用眼球前房斷層攝影，得到眼球結構的資訊，再將雷射聚焦在我們計畫好的位子上，利用光線能量來切割組織。因此去除掉手術醫師與患者無法預期的動作影響，真正可以更接近計畫性手術的 no surprise 理想。

使用電腦控制飛秒雷射來進行手術，取代人為用器械機械性的手術就是飛秒雷射白內障輔助手術。（圖十四）

圖十四 飛秒雷射白內障輔助手術

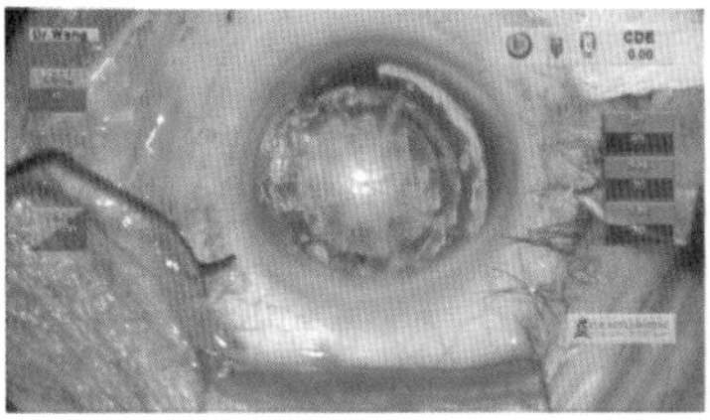

①在還沒有進入眼球時，就已經使用飛秒雷射製做前囊環型造口，並將堅硬的晶核切割成小塊。

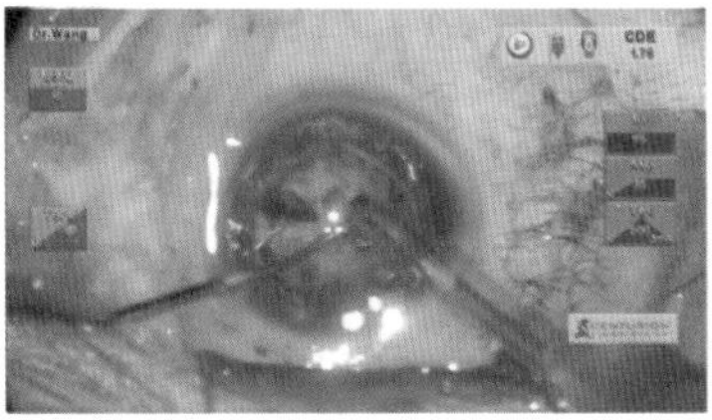

②已經切成小塊的晶核較易分割，使用較少的超音波能量就可以將之乳化。

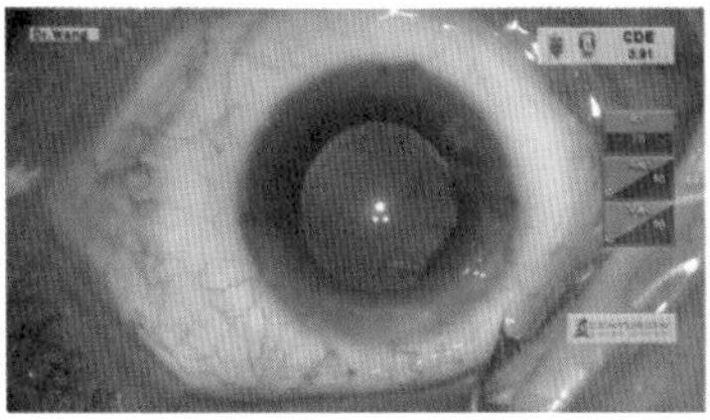

③使用飛秒雷射可以製作正圓型完美無缺的環型造口，可以將人工水晶體固定準確。

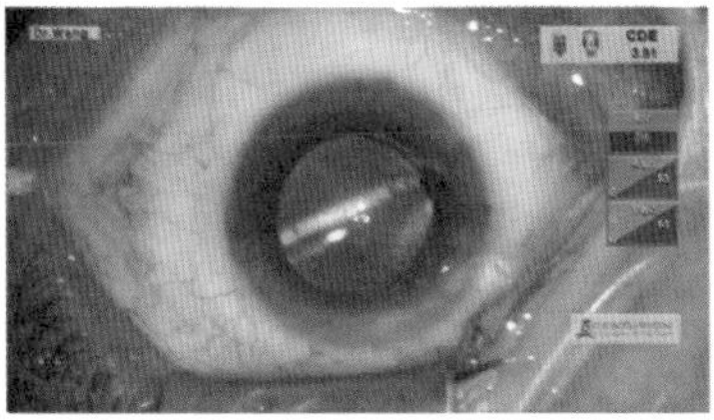

④完美的三焦點人工水晶體定位。

什麼是飛秒雷射

我們常常以使用雷射脈衝的時間長短來為雷射分類，飛秒雷射就是雷射脈衝時間僅有幾飛秒。一秒的千分之一稱為一毫秒，一毫秒的千分之一為一微秒，再來接續是一奈秒，皮秒與飛秒。因此一飛秒為一秒除以十的十五次方。如果一飛秒的時間當成一秒，那原來的一秒鐘就變成三千萬年了。為什麼要使用這麼短的雷射脈衝時間呢？（圖十五）

主要是雷射的切割功率等於雷射的能量除以脈衝的時間，所以如果要獲得足夠的功率又希望減少能量的使用，那麼縮短雷射脈衝時間是最好的方式。

飛秒雷射具有許多特性（圖十六），因此可以應用於精細的眼球結構中。現在使用的飛秒雷射波長為1053奈米，屬於穿透力強的紅外線。聚焦處會產生電漿，與二氧化碳氣體和水。氣體急速膨脹後又收縮產生將組織分離的作用。與一般雷射不同的是，它不會產生震波，不會造成組織龜裂，不會有碎屑噴發，也沒有熱能釋放，不會灼傷組織，不會形成焦痂，因此可用雷射光線來取代刀片進行切割，而不用擔心傷及鄰近的健康組織。

圖十五 雷射脈衝時間長短的單位

- 毫秒 millisecond 10^{-3} = 1/1,000
- 微秒 microsecond 10^{-6} = 1/1,000,000
- 奈秒 nanosecond 10^{-9} = 1/1,000,000,000
- 皮秒 picosecond 10^{-12} = 1/1,000,000,000,000
- 飛秒 femtosecond 10^{-15} = 1/1,000,000,000,000,000

圖十六 使用脈衝時間極短的飛秒雷射進行手術的原因

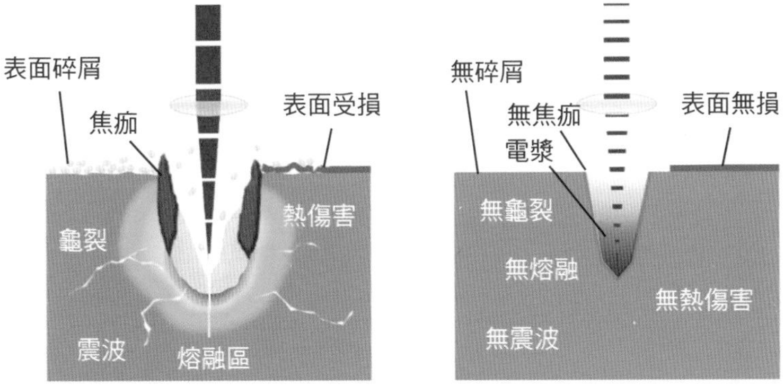

微秒雷射：
雷射脈衝時間長

飛秒雷射：
飛秒雷射脈衝時間極短

$$\frac{\text{雷射能量}}{\text{脈衝時間}} = \text{雷射切割功率}$$

每一位患者都可以使用飛秒雷射來進行手術嗎？

要使用飛秒雷射輔助手術的前題是可以通過透明介質將飛秒雷射聚焦在眼球內。因此眼角膜要有一定的透明度才行。如果翼狀贅片太大遮住雷射路徑，或角膜白斑太過濃厚無法讓雷射通過，或是有發炎黏膜組織遮住路徑等，都無法使用雷射輔助手術。

如果瞳孔沾黏，變形，無法散大也無法使用雷射輔助手術。但是如果加上瞳孔擴張器，也可以接續進行雷射。（圖十七）

另外如果眼眶骨太過狹窄，無法置入飛秒雷射手術的固定吸環，也沒有辦法進行飛秒雷射輔助手術。有些眼裂不夠寬大的患者，可能要先實行外眥部擴大步驟後才能置入固定吸環。

什麼是囊袋支撐環？

在某些情況下，如水晶體韌帶受傷，囊袋過大，眼軸太長，我們會置放囊袋支撐環於囊袋中，幫助固定好人工水晶體的位置。（圖十八）

瞳孔太小可以手術嗎？

手術前我們會使用散瞳劑將瞳孔放大，才能露出虹膜後方的水晶體。如果瞳孔因為疾病難以散大，例如糖尿病、青光眼、虹彩炎患者或服用某些藥物，如攝護腺肥大口服藥，我們可能需要使用瞳孔擴張器將瞳孔擴大後，才好安全的進行手術。（圖十九）

圖十七　使用瞳孔擴張環，再進行飛秒雷射手術

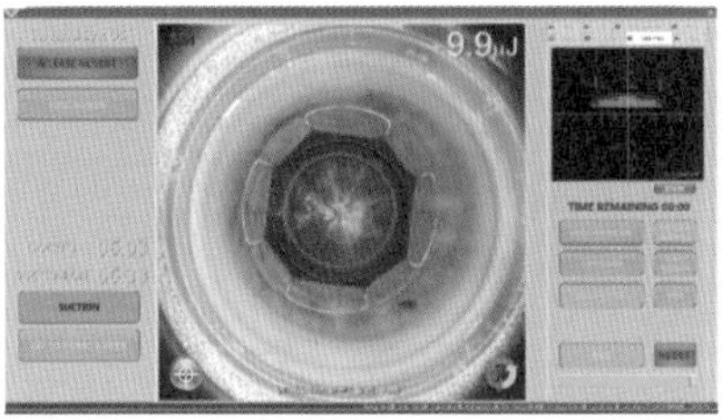

圖十八　植入囊袋支撐環

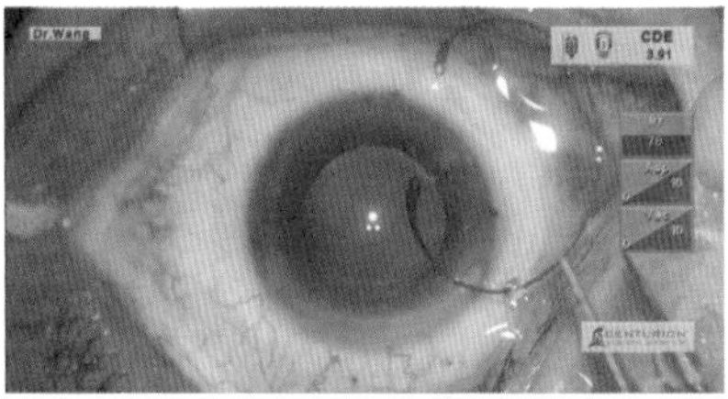

圖十九　瞳孔後沾黏

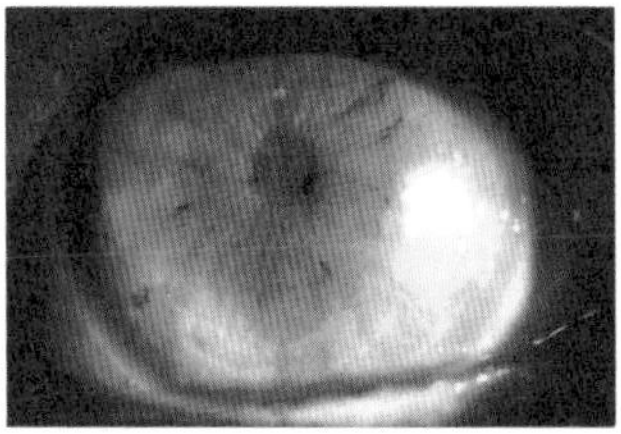

什麼是瞳孔擴張器？

在手術中用來暫時將瞳孔擴大的器械，有環型、方型或鉤狀，在手術結束後會移除。

飛秒雷射白內障手術的好處

1 飛秒雷射可以製作完美的前囊造口與良好的囊袋固定結構。

使用器械手作前囊造口，就像用筆徒手畫圓一樣，永遠沒有辦法做出一個正圓形。而且往往會因為患者不經意的移動眼球或身體，使誤差變大。

飛秒雷射可以預先設計前囊造口的中心位置與前囊的造口大小，讓前囊袋造口邊緣能夠360度的覆蓋人工水晶體光學區邊緣。製作出一個良好的囊袋結構，讓人工水晶體維持長久的穩定性，這是屈光白內障手術最重要的成功關鍵。

2飛秒雷射可以預先切割晶核，減少超音波乳化時的超音波能量的使用。

超音波乳化時如果使用太多能量，可能會傷及健康的角膜內皮細胞。角膜內皮細胞是無法複製再生的特殊細胞，功能在維持角膜清澈透明，如果數目過少或不健康，角膜的透明度便會降低，甚至造成角膜水腫。因此如何使用最少的能量將晶核安全的移除並維持角膜內皮細胞的健康是白內障手術的挑戰。

使用飛秒雷射，我們可以預先用雷射光來將晶核切割，讓手術進行的更快速，減少徒手分割晶核時器械在眼球內活動，可能觸及眼內組織的機率。尤其是眼前房過度狹小的患者，手術器械與超音波能量更容易傷及眼角膜，如果利用雷射輔助可以大大提高手術的安全性。據統計，雷射輔助可以降低約一半的超音波能量，和手術的時間，讓術後復原更迅速。

3飛秒雷射可以製作多平面的切口。

一般製作傷口是使用鑽石刀或鋼刀來製作，周邊角膜的厚度約只有0.6至0.7毫米。使用刀械來製作傷口很難做出多個平面的楔型切口，如果使用雷射來製作，我們可以預先設計雷射在周邊角膜切割的位置，使傷口的緊密度更高。

什麼是屈光白內障手術？

根據白內障手術的演變，我們可以把白內障手術分成幾個階段。（表十五）

傷口小，沒有縫線，術後沒有眼鏡幫忙只能看到模糊影像。水晶體留在眼球內可能引起併發症。
沒有或有縫線，傷口大 (約 12 毫米)，術後必需配戴厚重的遠視眼鏡才能看清楚東西。
需縫線，傷口大 (約 7~12 毫米) 術後散光深，仍需配戴眼鏡矯正殘餘度數。
傷口越縮越小，至 2.2 毫米以下多可不需縫線。仍需要眼鏡輔助看遠或看近。
希望在手術後能同時使用水晶體矯正眼球的近視、遠視與散光。大部分看近仍需老花眼鏡。
希望在手術後能同時使用水晶體矯正眼球的度數與老花問題。希望大部分的情況下，不需要配戴眼鏡。
希望使用飛秒雷射讓手術更安全、快速、人工水晶體的定位更精準穩定，達到最好的光學效果。

〔表十五〕 白內障手術類型

【西元前至 19 世紀】 撥障法	混濁白內障仍在眼睛內	只將白內障遮蔽移開，失去水晶體的功能
【18 世紀至 19 世紀】 囊內或囊外白內障摘除手術	將混濁白內障整個移出眼外	
【1949 年後】 囊內或囊外白內障摘除手術合併人工水晶體植入術	將混濁白內障整個移出眼外	使用人工水晶體取代天然水晶體功能
【1967 年後】 囊外超音波乳化手術合併人工水晶體植入術	使用超音波探頭將混濁白內障乳化後移出眼外	使用人工水晶體取代天然水晶體功能
【1994 年後】 屈光白內障囊外超音波乳化手術合併人工水晶體植入術		使用散光人工水晶體來矯正散光。
【1986 年後】 老花白內障囊外超音波乳化手術合併人工水晶體植入術		使用多焦水晶體來矯正老花。
【2008 至目前】 飛秒雷射輔助屈光白內障囊外超音波乳化手術合併人工水晶體植入術	先用飛秒雷射將白內障切割成小塊，並製作完美的前囊造口，使用超音波探頭將混濁白內障乳化後移出眼外	使用散光人工水晶體來矯正散光，使用多焦水晶體來矯正老花。

目前飛秒雷射輔助屈光、老花白內障囊外超音波乳化手術合併人工水晶體植入術是最先進的手術方式。

什麼是人工玻璃體？

人工玻璃體或稱黏彈劑，是在手術時用來取代房水，暫時性的維持眼球內空間，有黏性及彈性的膠狀物質，在超音波乳化晶核時也可以保護角膜內皮細胞。一般是以玻尿酸或硫酸軟骨素所製成的聚合物，在手術結束後會將之吸除。

白內障手術要如何麻醉？

一般患者的白內障手術並不需要全身麻醉，除非是孩童或身心障礙無法配合的成人才需進行全身麻醉。較大傷口的囊外摘除術需要在眼球周圍注射局部麻醉劑（注射方式有球後、球周、強膜下注射等分別），小傷口的超音波乳化手術除了注射方式外，現在則以局部點用麻醉藥水來做表面麻醉即可施行。有些醫師在表面麻醉時同時於手術中將麻醉藥經由手術切口注射入前房中，輔助麻醉效果。

〔表十六〕 各種麻醉方式比較

方式	作用	優點	缺點
全麻	喪失意識	完全沒有知覺	需要住院，身體健康能夠配合
局部麻醉			
眼球後	麻痺疼痛知覺 眼球轉動不能 瞳孔放大 眼球外凸 眼瞼下垂 視覺暫時喪失	對手術醫師來說手術較容易	眼球刺傷風險 視神經受傷風險 眼外肌受傷風險 球後出血風險 術後需包紮
強膜下	麻痺疼痛知覺 眼球轉動不能 （有或無） 瞳孔放大 （有或無）	沒有眼球刺傷風險 沒有視神經受傷風險 眼外肌受傷風險低	結膜水腫或出血 術後不適 術後需包紮
眼球周圍	麻痺疼痛知覺 眼球轉動不能 （有或無）	沒有視神經受傷風險 眼球刺傷風險低	較難完全麻醉 結膜水腫 術後需包紮
表面麻醉合併前房內麻醉	麻痺疼痛知覺	復原快速 麻痺疼痛知覺	對醫師技術要求高 麻醉藥對眼表面的輕微毒性

白內障手術一定要置入人工水晶體嗎？

目前白內障手術除了特殊狀況外，都會植入人工水晶體。因為天然水晶體在眼球內就是一片凸透鏡，將混濁的水晶體移除就像拔掉蛀牙一樣，如果不再裝上假牙（人工水晶體），就沒有辦法回復原有的生理功能。在沒有人工水晶體可供使用的年代，患者在術後常要配戴高度一兩千度的遠視眼鏡，不但外觀上不美觀，而且視覺效果也不好，在配眼鏡前也無法有良好的視力。

水晶體除了聚焦光線外，還有區隔眼球前後節段維持正常解剖結構的功能；此外還有過濾有害紫外線的功能。所以即使需要置入的人工水晶體為零度，我們還是會放入人工水晶體。

如果手術當時不適合置入人工水晶體，手術醫師也會衡量利弊得失，等待良好時機再植入人工水晶體。

人工水晶體要固定在那裡？

除了特殊狀況之外，人工水晶體會固定在水晶體囊袋內，這是最符合生理結構也是最為穩定的固定方式。如果水晶體韌帶受損，或水晶體囊袋破裂等情況，就有可能將人工水晶體固定在睫狀體溝、或前房之中。（圖二十）

一般固定人工水晶體不需要縫線，但如果是在特殊眼球結構下會使用縫線來做固定。

圖二十 人工水晶體固定的位置

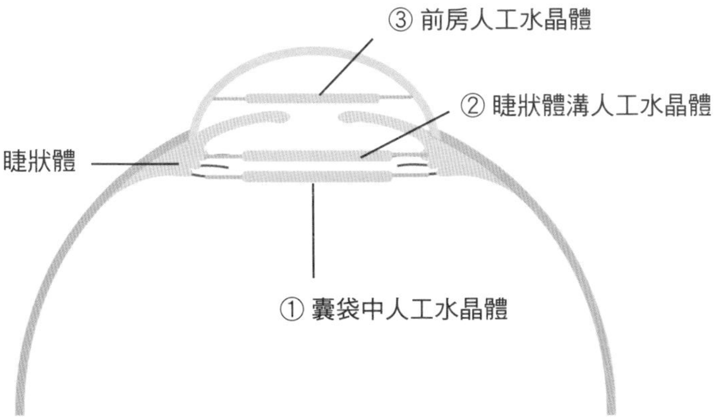

白內障手術可以和其它手術一起進行嗎？

白內障手術也可以和其它手術一起進行，例如眼翼切除手術、眼角膜移植術、青光眼小樑切除手術、玻璃體切除術等。但為了避免眼球內病菌的感染，一般不會和眼瞼或眼皮手術一起進行。

白內障手術的成功率？

現今白內障手術的成功率相當高，安全的把白內障清除的成功率約在98％至99％左右，可以說是除了近視雷射手術外，成功率最高的手術之一。術後的效果是否完美與術前計劃，跟人工水晶體的選擇，患者本身眼球體質，以及術後用藥與照護有很大的關係。

第 7 章

人工水晶體篇

人工水晶體的歷史

十八世紀義大利有名的情聖 Casanova 卡薩諾瓦曾經在他的回憶錄中提到，當代的眼科醫匠 Tadini 有一盒裝滿人造玻璃球的神秘盒子，據說是在白內障手術後植入眼球用的。但是史上有記載的是一七九五年德勒斯登（Dresden）眼科醫師 Casamata 卡沙瑪塔嘗試將一玻璃球由角膜切口放入眼中，但結果掉落到眼球裡面。可見當時醫師在移除白內障時，就已有必需植入人工晶體來替代天然水晶體的概念。只是這樣的概念一直沒有適合的材質與設計配合，來達到臨床可用的效果。

一九三〇年代英國的 Harold Ridly 哈羅德・里德利爵士就開始與他的教授 Huddy 及父親討論有關人工水晶體的概念，但他們並沒有鼓勵他更進一步研究。

一九四八年一位年輕的醫學生 Stephen Perry 史帝芬派瑞在觀摩了英國哈羅德・里德利爵士例行性的白內障手術後（囊內摘除術），問了一個問題「你有想過把拿出來的混濁水晶體用另一個來替換嗎？」。這給哈羅德・里德利爵士醫師一個很好的鼓勵與刺激，使他致力於人工水晶體的研發。

二戰時，許多飛行員在戰鬥時被飛機座艙罩的壓克力碎片所傷，在一九四〇年至一九四九年間哈羅德・里德利爵士觀察殘留在眼球內飛機座艙罩的壓克力碎片會產生什麼樣的反應，這可以說是第一次的生物相容性測試。他發現ＰＭＭＡ（聚甲基丙烯酸甲酯 poly methyl methacrylate）這樣的材質在眼球內並不會引起發炎與排斥反應，因此這樣的材質是可以相容於眼球的。之後在一九四九年十一月二十九日，Harold Ridly 執行了第一次的人工水晶體置換手術。

由（圖一）可以注意到，哈羅德・里德利爵士當時設計的人工水晶體完全是模仿天然水晶體的形狀所製作，與現在的人工水晶體有很大的差別。

圖一　人工水晶體教父哈羅德・里德利爵士與所發明之後囊袋人工水晶體

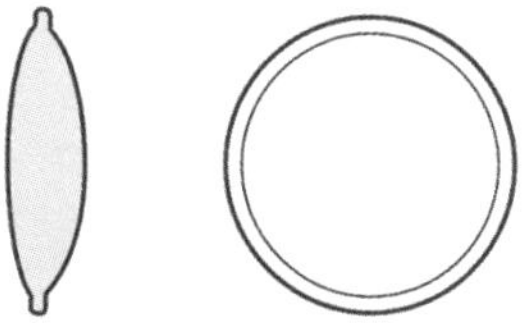

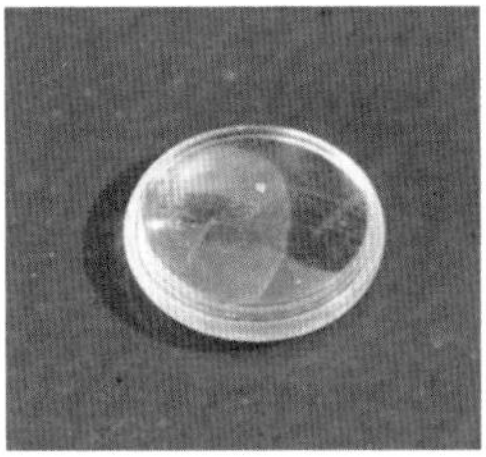

爲什麼不使用玻璃來做人工水晶體？

歷史上的確有使用玻璃做成的人工水晶體，但因為材質較為厚重，而且無法做成軟式的水晶體，如果使用銣鉻雷射來處理後發性白內障，往往會將玻璃震碎。因此現在已經沒有人使用玻璃來製作人工水晶體了。

人工水晶體在眼球內會不會被排斥？

製作人工水晶體的材質必需符合以下的條件。因此必需確保不被眼球排斥才行。

1 **生物相容性：**需要身體不會產生異常反應，也就是生物相容性。

2 **壽命：**材質不會降解或崩碎，至少要比人的壽命長，穩定且無害。

3 **光學特性：**必須有良好的光學特性，適當的折射係數，可以做成能使用的鏡片。

4 **能夠配合植入方式：**輕薄可折疊且不損及光學效能與鏡片結構。

目前人工水晶體的材質比較

目前人工水晶體的材質有下列三種，其各有優缺點（表十七）。

1 硬式壓克立 PMMA。

2 軟式壓克力，又可分親水性與疏水性兩種。

3 矽膠材質。

〔表十七〕 人工水晶體的材料比較

	優點	缺點
PMMA 硬式	廣泛的使用經驗 可做單件式、三件式水晶體，或做成接腳材質 極佳的生物相容性 厭水性的表面 極高的光線穿透率 可添加抗紫外線材料 便宜	手術切口必需大於硬式水晶體 需要縫線閉合切口，造成散光
Silicone 矽膠 軟式	1978 年第一片矽膠水晶體植入 較小的手術切口 可用植入器植入，更方便簡單 切口不需縫線	如果之後需要做玻璃體切除，不適合使用矽膠水晶體
acrylic 軟式 壓克立	較小的手術切口 可用植入器植入，更方便簡單 切口不需縫線 比矽膠水晶體更強壯 術後移位或旋轉可能性較少	有一定的玻璃轉移溫度 Tg

Acrylic 軟式壓克立的分子結構

可以由HEMA單體（甲基丙烯酸羟乙酯），PEMA（甲基丙烯酸甲酯）或PEA（聚丙烯酸乙酯）來製成（圖三）。有所謂的玻璃轉移溫度（Tg），就是在這個溫度時原本像玻璃一樣易碎的材質可以轉變為像橡膠一樣柔軟的材質。根據材質還可分為親水或疏水性。

Silicone 矽膠的分子結構

以矽與氧原子反復交錯的骨幹加上與矽原子連接的側鏈所形成的聚合物。不同的側鏈會影響材質的特性。第一代的矽膠側鏈為甲基（methyl）（如聚二甲基矽氧烷polydimethylsiloxane），第二代矽膠材質則為乙烯基側鏈（vinyl）。（圖四）

圖二 PMMA 的分子結構

A

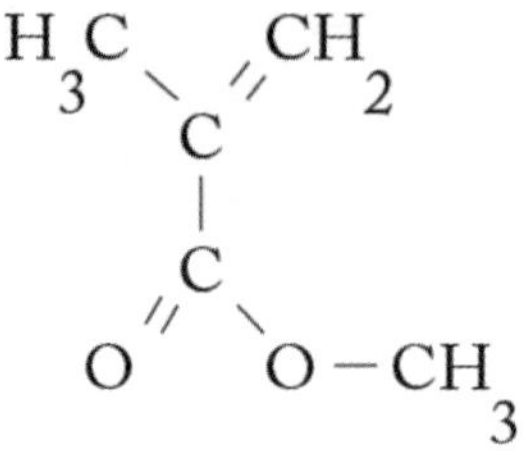

B

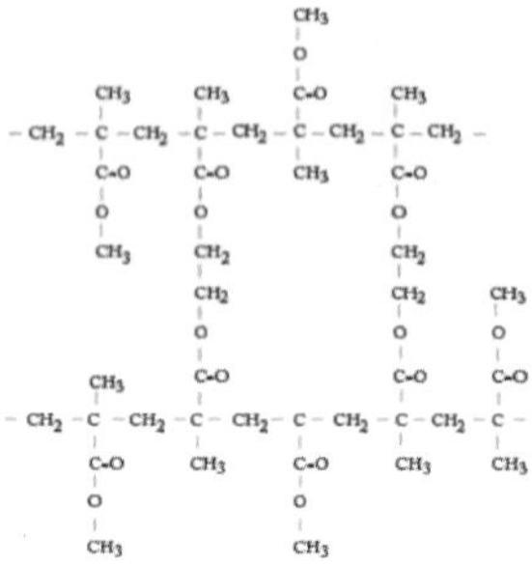

A：MMA（甲基丙烯酸甲酯）單體；
B：由 MMA 聚合成的聚合物 PMMA（聚甲基丙烯酸甲酯）

圖三 PEA 的分子結構

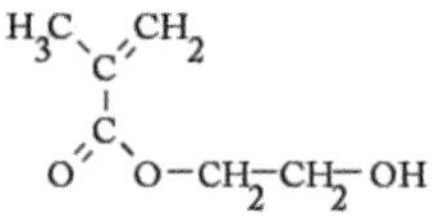

A

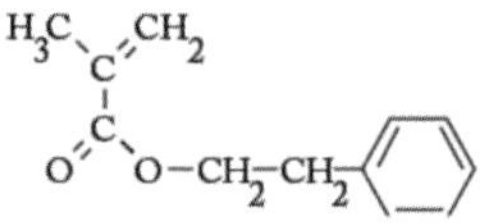

B

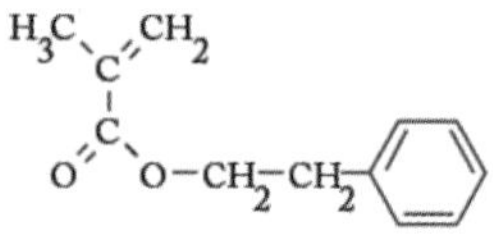

C

圖四 矽膠的分子結構

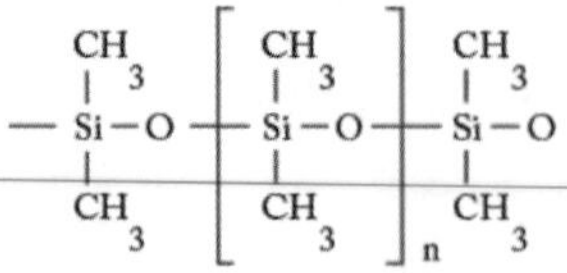

A

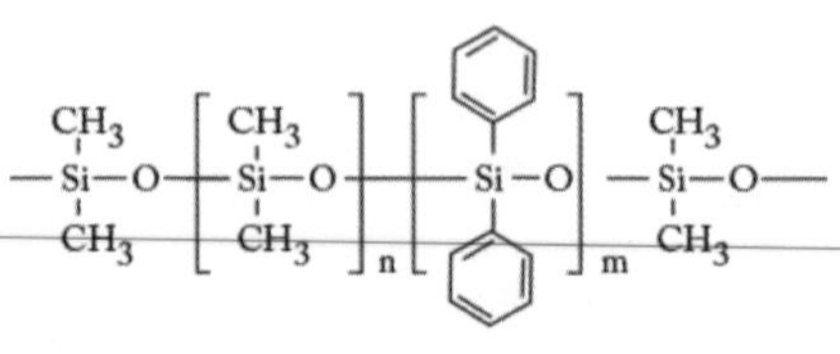

B

A 以甲基為側鏈之第一代矽膠，B 以乙烯基為側鏈對矽膠

人工水晶體的結構

歷史上有非常多種形式的人工水晶體設計，可以固定水晶體在眼球前房中的不同部位。但現今人工水晶體主流是固定在水晶體的囊袋，基本上的結構包含光學鏡片與支撐腳兩個構造。光學鏡片有不同的光學設計，例如非球面人工水晶體、散光人工水晶體、多焦點人工水晶體等，就像我們配戴的眼鏡或隱形眼鏡一樣，可以使用在不同需求的患者身上。

而支撐腳連接在光學鏡片上主要的功能是將光學鏡片固定在囊袋之中，並且預防在囊袋攣縮時，產生鏡片偏移或偏斜的情況。因此不同廠牌的人工水晶體也都有獨特的支撐腳設計。

圖五 人工水晶體的結構

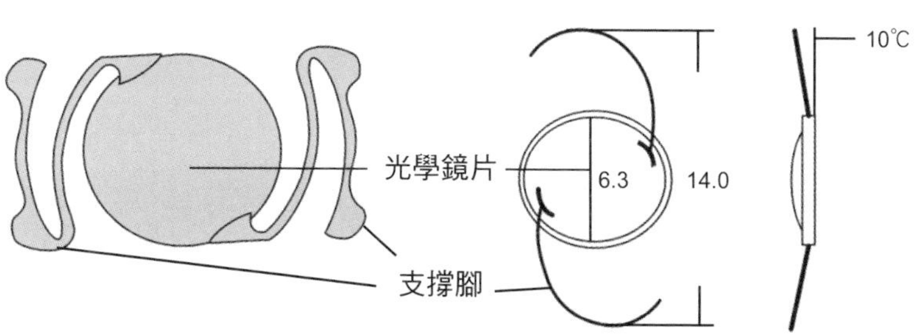

人工水晶體的結構由光學鏡片與支撐腳所構成，不同廠牌有不同的設計，固定位置不同設計也不同。

支撐腳與鏡片可以是同樣材質，也可以是不同材質。可以是一體成型單件式，也可以是三件式，鏡片與支撐腳不同材質。現在的設計主流則是以單件式軟式人工水晶體為主流。（圖五）

什麼是非球面人工水晶體

二十歲左右是人體眼睛光學解析度最良好的時期，眼角膜有正的球面像差，而水晶體有負的球面像差，兩者互相抵消，讓人的眼球有良好的光學解析度。但隨著年紀的增加，水晶體平衡眼角膜像差的功能慢慢降低，當白內障產生時，除了平衡球面像差的能力變差，甚至白內障本身就會造成像差。一般球面的人工水晶體，球面像差是正值，無法抵消眼角膜的正像差。而非球面的人工水晶體就是基於平衡眼角膜正像差，或不增加角膜像差的原理來設計製造。

我們在手術前也可以透過像差儀來檢查眼球各部位的像差，做為植入人工水晶體的參考。（圖六）

圖六 有球面像差與無球面像差的聚焦表現對比

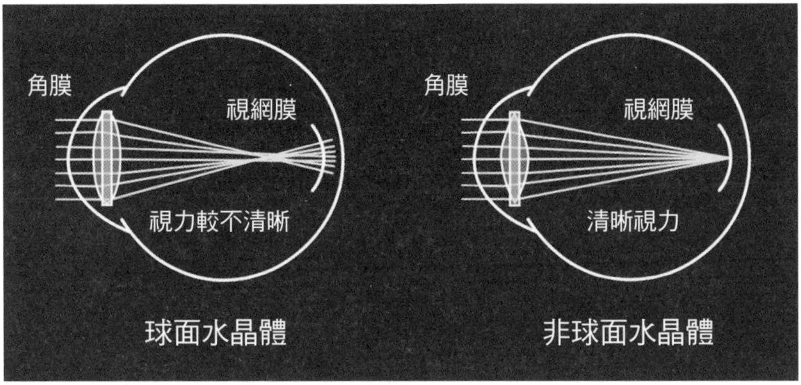

球面人工水晶體可能讓眼球整體球面像差增加，非球面人工水晶體可以減少或不增加眼球的正球面像差。

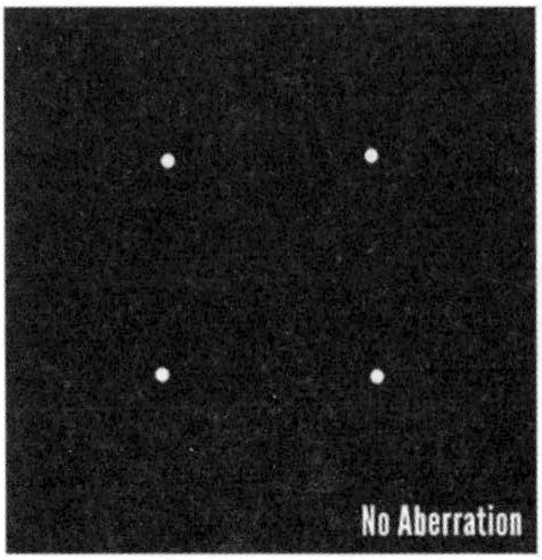

無球面像差聚焦

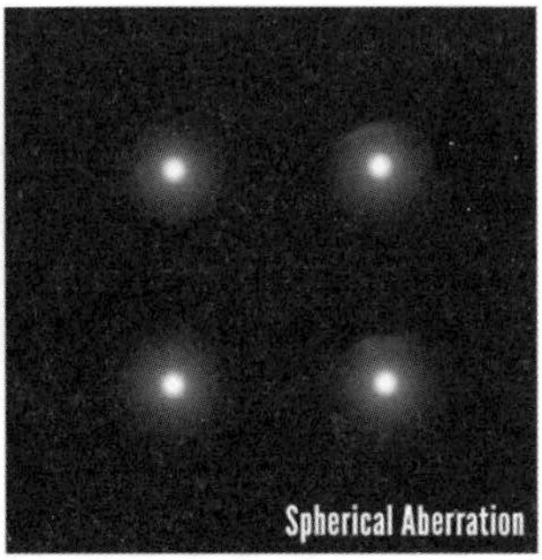

有球面像差聚焦

什麼是散光人工水晶體？

散光人工水晶體是用來抵消眼球角膜的散光度數，因為白內障手術是將天然的水晶體移除，因此移除後眼球剩餘的散光是在角膜聚焦光線時所造成的，所以置入人工水晶體時，我們希望置放的人工水晶體可以矯正因為角膜聚焦不正所造引起的散光，基於這種原理設計的人工水晶體，我們就稱做散光人工水晶體。（圖七）

散光人工水晶體與一般水晶體不同，有特殊的軸度方向。在手術前要更仔細的檢查散光的角度，才知道水晶體置放時軸度的方位。就像配戴眼鏡一樣，有散光度數的眼鏡要比一般只有近視或遠視的眼鏡，在驗配上需要更多的心思，相對地在手術技術的要求與價格上也會比較高。

圖七 散光人工晶片

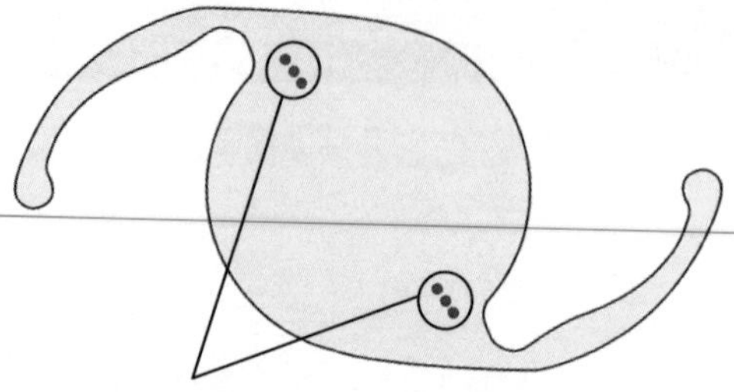

什麼是多焦點人工水晶體？

一般單焦點人工水晶體每個鏡片只有一個度數，也就是光線經過水晶體只能聚焦在一個焦點之上。而多焦點人工水晶體則不同，同一個鏡片上可以做出二個，三個焦點，或讓焦點的距離拉長。目的是希望改善植入單焦人工水晶體以後，只能選擇看遠清楚、看近選擇配戴老花眼鏡；或看近清楚、看遠則需配戴近視眼鏡的困擾。這就是單焦點人工水晶體植入後老花的問題。

多焦點水晶體因為可在一片鏡片上做出兩個或三個焦點，所以可以同時看清楚遠近或遠中近距離的物體，降低白內障手術後需要配戴眼鏡的機率。因為一片鏡片有兩片或三片鏡片的功能，在光學設計上較為複雜，製作較為困難，裝置多焦點人工水晶體手術的準確度與人工水晶體的固定技術性更高，因此價格也較為昂貴。

什麼是全功能人工水晶體？

同時有矯正散光並有二個或三個度數的多焦點人工水晶體就是全功能的人工水晶體。這樣的水晶體可以同時處理近視或遠視、散光及老花的問題。（圖八）

什麼是繞射式人工水晶體？

一般的折射式光學鏡片，一個鏡片只有一個焦點。利用光線互相干涉的原理（類似水波遇到石頭會改變水波行進方向的原理），我們可以在光學鏡片上做出特殊的同心圓繞射環，將光線分別聚焦成二個或三個焦點，也可以將焦點拉長成一個焦段。使用光繞射原理設計製作出來的人工水晶體我們就稱為是繞射式人工水晶體。（圖九）

圖八 繞射雙焦人工水晶體

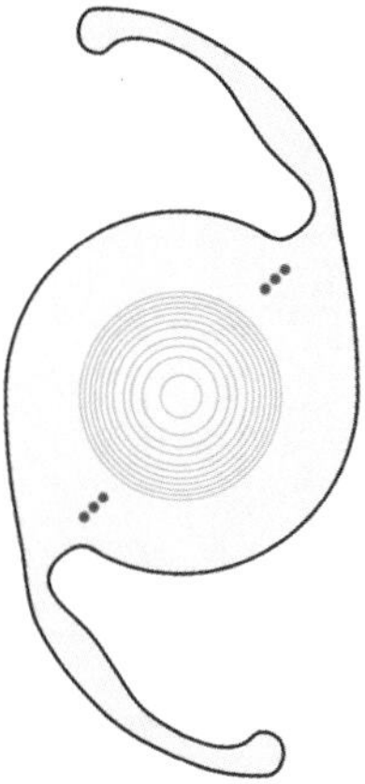

此為繞射雙焦散光人工水晶體，和三焦散光人工水晶體一樣，都是同時可以處理屈光問題與老花眼的人工水晶體。

圖九 繞射式多焦人工水晶體聚焦原理

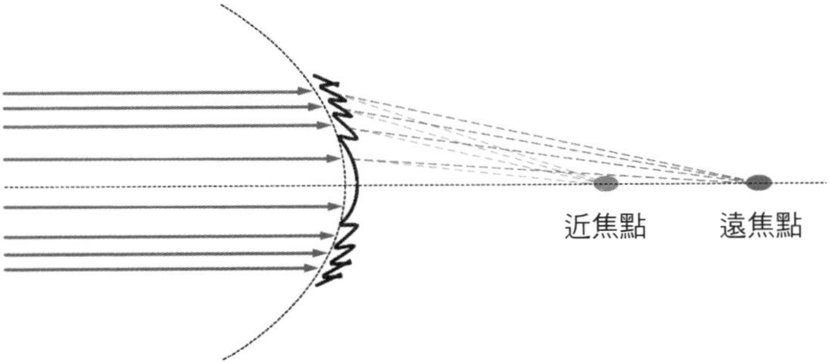

繞射式人工水晶體可以將原本聚焦在一點的光線重新導引至不同處的焦點上，可以做出雙焦，三焦或是長焦段的人工水晶體。

越貴的水晶體效果就一定最好嗎？

不一定。視覺功能除了眼球的聚焦功能良好外，還牽涉到視網膜，視神經及整個視覺神經系統是不是都很健康。甚至眼球表面的問題，如乾眼症、睫毛倒插、眼瞼下垂等，都有可能影響術後的視覺表現。所以手術前我們要仔細的評估眼球及神經的各個結構狀態，考量日常生活的視力需要及原有的生活習慣，來選擇最合適的人工水晶體。

同樣的人工水晶體裝置在不同患者的身上，也可能有不同的表現，這和每位患者的眼球光學體質，神經系統對光線的敏銳程度，及每個人生活的環境有所關係。有經驗的醫師可以提供多數患者的平均表現做為參考，所以，術前最好和手術醫師詳加討論。

人工水晶體可以維持多久？

一般人工水晶體的材質都遠遠長於人類的壽命，因此除非有特別的需要，不然是不需要更換的。也因為一生一個眼睛只置放一次，所以在置放之前要慎重的選擇與思考。

人工水晶體可以取出再置換嗎？

置放在眼球內的人工水晶體，時間過久會與囊袋癒合在一起。因此要將人工水晶體取出囊袋需要比第一次置放時花費更多的時間來分離，取出時也有可能需要擴大原有的切口，置換後的水晶體也不一定能夠固定在水晶體囊袋之中。因此，除非絕對必要，否則並不會將人工水晶體再做置換。

人工水晶體有沒有隔絕紫外線的功能？

早期的人工水晶體並沒有特別注意隔絕紫外線，但在一九七八年研究者發現使用這樣的人工水晶體會造成視網膜的傷害。因此一九八〇年代開始，人工水晶體便加入隔離紫外線的色素。現在的人工水晶體是可以隔絕波長420奈米以下的光線。

什麼是過濾藍光人工水晶體？

一般的太陽光看起來是白色光，但其實是由紅橙黃綠藍靛紫等色光所共同組成的。波長較短的藍靛紫光波統稱為藍光（400至500奈米波長），因為每個光子的能量較高，所以在動物實驗中有所

圖十　各種人工水晶體與天然水晶體對各種波長光線的透過率

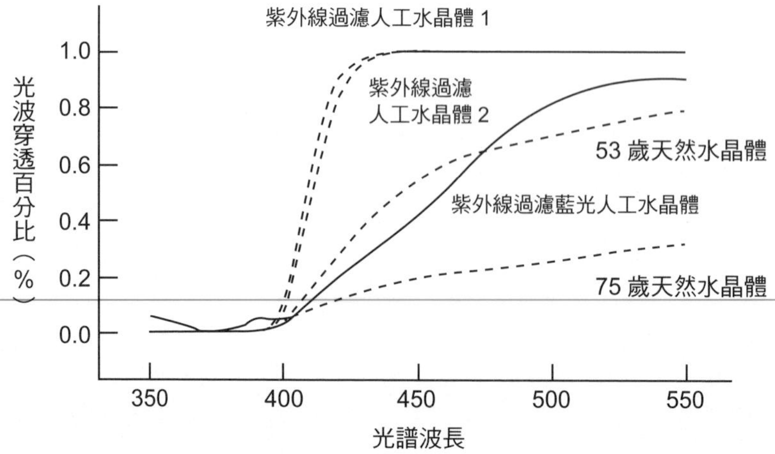

謂的藍光傷害，也就是較容易造成視網膜感光細胞與色素上皮細胞的凋亡。因此一些特製的人工水晶體會在材質內加入可以過濾部分藍光（450至500奈米波長）或紫光（410至400奈米波長）的染料，隔絕一部分的藍光。但是藍光是可見光，是我們辨別顏色所必需，所以不可能百分之百隔絕，否則會影響色覺的判斷。一般過濾藍光的人工水晶體，過濾藍光的百分比並不會高到影響到我們對色覺的判斷。

除了保護眼睛的作用外，隔絕一部分的藍色光線也有助於減少短波可見光的散射，增加對比敏感度。也可減少一些患者白內障手術後初期看東西顏色偏紫的現象。（圖十）

濾藍光人工水晶體可以取代一般太陽眼鏡嗎？

標準的太陽眼鏡必需隔絕400奈米以下的紫外線達99％，並且過濾過強的可見光，以保護眼周及眼球組織。人工水晶體雖然有隔絕紫外線的功能，但植入在眼球內，並沒有辦法保護眼周的組織。而且濾藍光人工水晶體雖然可隔絕一部分藍光，但對過強的可見光下仍會感到刺眼。因此即使置放了濾藍光的人工水晶體，還是沒有辦法完全取代太陽眼鏡的功能。

什麼是球面像差？

一個點狀光源經過一個光學系統時，不一定能夠聚焦成一個點狀焦點，聚焦的結果與完美的聚焦光點來做比較，兩者成像的差距就叫做像差。球面像差是一般球面光學鏡片因為中央光線與周邊光線聚焦在不同的位置上所產生的聚焦差異，我們稱為球面像差。如果周邊光線聚焦在中央光線之前，為正的球面像差，反之則稱為負的球面像差。（圖十一）

圖十一　球面像差

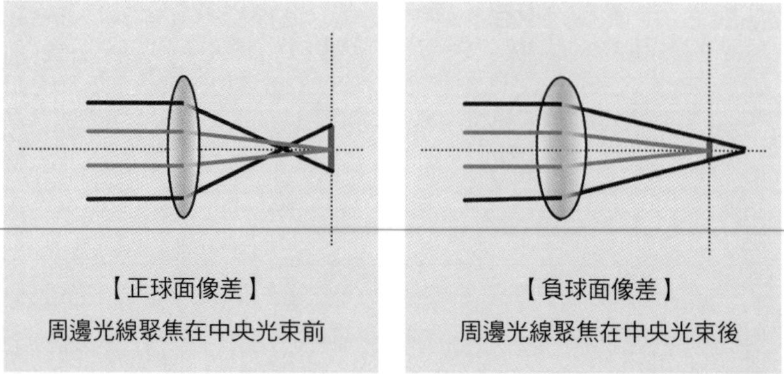
【正球面像差】
周邊光線聚焦在中央光束前
【負球面像差】
周邊光線聚焦在中央光束後

我們可以設計特別像差數值的人工水晶體，用來平衡角膜的球面像差，讓眼球的光學系統像差能夠減少。

要怎樣測量所需人工水晶體的度數？

如果把角膜視為一個鏡片，我們可以測量出這個鏡片的度數，就可以知道要置放多少度數的鏡片在角膜之後，可以把平行的光線恰好聚焦在視網膜之上。這需要精密的儀器來測量眼球角膜的弧度與結構，和眼軸的長度。測量出來後，我們可以使用不同的公式來計算所需要的人工水晶體的度數。

測量眼球長度的方法有那些？

計算人工水晶體度數最重要的參數之一為眼軸的長度。以往使用接觸式 A 型超音波來測量眼球的軸長。在使用麻醉劑眼藥水麻醉後，A 型超音波的探頭輕輕接觸在眼角膜上，在不壓迫角膜的情況下，發射出的超音波在視網膜處產生回波，依據超音波回波的時間長短來測量眼軸的長度。原理類似我們在大峽谷中利用回聲來測量對面遠山的距離。

因為接觸式眼軸長測量需要良好的測量技巧與患者的充分配合，因此現在更為精準的方式為使用非接觸式光學測量的眼軸測量方式來做測量。使用光線來代替超音波，除了精準度更高外，也因為不需要接觸到眼球，患者可以用眼睛注視目標光點更能準確測量視軸上的眼軸長度。

同時光學式的眼軸測量方式還可以同時測得其它計算人工水晶體的眼球參數，例如眼前房的深度，角膜的大小，角膜的弧度等，也避免測量時因為患者不能充分配合所造成的誤差。

但是光學式的測量方式，如果遇到非常嚴重的白內障，也可能因為光線無法穿透白內障而沒辦法測量出眼軸長。（請參考第四章檢查篇）

每位患者都有恰好度數的人工水晶體嗎？

利用眼球參數計算出人工水晶體的度數，我們就知道要置入多少度數的人工水晶體可以讓眼球的屈光度接近零度。一般眼軸越長或角膜屈光度越大，所需要的人工水晶體度數會越低。眼軸越短或角膜屈光度低，所需的人工水晶體度數會較高。每個廠牌與光學設計的人工水晶體度數都有一定的範圍，不一定每位患者都能剛好有恰好度數的人工水晶體來使用，讓手術後的眼球度數接近零度。這就好像買衣服一樣，過大尺碼或太小尺碼的衣服，就不一定買的到或有工廠願意生產。

一般人工水晶體的度數是0.5個屈光度（俗稱50度）一跳，所以置放入水晶體不一定手術後眼球度數一定會是零度。

置放人工水晶體後眼球屈光度數一定要設定在零度左右嗎？

大部分的患者會希望白內障手術後能夠看遠的不用配戴眼鏡，所以大部分的患者置放人工水晶體後我們設定眼球的屈光度數會接近零度，這樣看遠大多不用配戴眼鏡。不過如果不是使用多焦點人工水晶體，那麼看近的就需要配戴老花眼鏡。

有些患者，例如高度近視患者，可能比較習慣在看遠的時候配戴眼鏡，而看近的時候把眼鏡拿掉。因此有時我們會顧及患者原有的生活習慣和工作需要，故意在白內障手術後保留一些近視的度數。要保留多少近視的度數，就得要和醫師仔細討論過，並諮詢醫師的專業意見。

什麼是屈光白內障手術？

屈光白內障手術就是不僅要在白內障手術時清除掉混濁的天然水晶體，而且要藉著植入人工水晶體的機會矯正原有的屈光不正（近視、遠視、散光、老花），在手術後減少對眼鏡的依賴。例如手術前需要配戴近視與散光眼鏡看遠物，手術後我們就可以同時矯正原有的近視與散光，就類似進行近視雷射手術一樣，術後免除配戴近視眼鏡的困擾。目前屈光白內障手術除了矯正原有的屈光不正之外，如果使用抗老花的人工水晶體，也可以同時減少配戴老花眼鏡的機會。

人工水晶體簡史

一九四九年里德利水晶體：

里德利爵士發明第一片人工水晶體，並在倫敦聖湯煞醫院植入45歲女性患者。

一九八四年至一九九三年折疊式水晶體：

第一片可折疊水晶體是水膠製的，接著才有親水及疏水性壓克力材質。

一九八一年濾藍光水晶體：

第一片認證的濾藍光水晶體。

一九九四年散光水晶體：

shimzu 等人提出散光水晶體的想法。

二〇〇〇至二〇〇四年高端水晶體：

第一片多焦水晶體及調節式人工水晶體通過美國食藥署認證。二〇〇四年通過非球面人工水晶體認證。

二〇一〇年至今新世代水晶體：

第一片認證的濾藍光水晶體。

第 8 章

術後照護篇

手術後當天如何照顧傷口？

一般手術後如果是無縫線的微創切口，多會使用治療型的隱型眼鏡覆蓋眼角膜傷口，眼睛可以透過隱型眼鏡來看東西，並於第二天回診時由醫師依復原情形進行後續處理。

此隱形眼鏡不需自行摘下清洗，點眼藥水時亦不需摘下，可直接點藥；點藥後恐有藥粉殘留於隱形眼鏡上導致視力模糊，此為正常現象，不需理會，但請勿從事危險機具操作或駕駛工作。如有不慎造成隱形眼鏡自行掉落，請立即丟掉，切勿自行戴回，以免造成感染，同時建議貼上院所提供的保護鐵蓋或眼罩以保護傷口。

若是切口較大或同時進行其他手術，醫師可能使用紗布、藥膏及保護鐵罩將眼部包紮起來。請勿自行移除包紮，需於第二天回診時再由醫師移除，並依照醫師指示點用藥水。

如何點用藥水？

如因手部不靈活或其他原因無法自行點藥，除了請家人或照顧者幫忙點之外，請務必於點藥前先洗淨雙手並擦乾手部。若有多瓶藥水請一次開啟一瓶，使用後蓋回藥蓋再開啟另一瓶藥水，避免互相混淆。點藥時請將頭後仰並依靠於背牆上或平躺於床上避免頭部晃動，用一手食指將下眼皮往下拉離眼球，露出下穹窿（下眼瞼與眼球間縫隙）。另一手姆指、中指與食指握緊瓶身，小指依托於另一手的指背上（圖一），避免手部晃動，藥瓶開口距離眼睛五公分處輕壓瓶身，避免碰觸眼表面。藥水一次只需一滴，點入後可能有部分藥水流出眼外，不要緊。

點入藥水後請輕閉雙眼五分鐘待藥水吸收，再點用另一瓶藥水。點完藥水請用乾淨毛巾或面紙將眼周流出的藥水擦拭乾淨以免藥水中的懸浮粉末結粉於眼周，造成眼部刺激。

圖一 小指依託另一手指背上

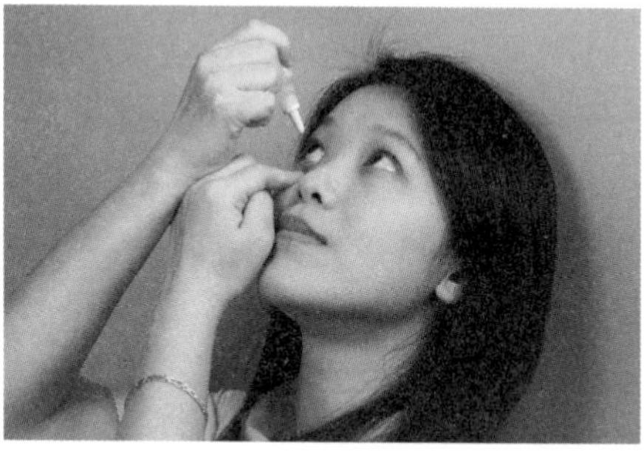

如何點用藥膏？

藥膏較難點用，若有家人或照顧者幫忙會比較容易。藥膏不需點用太多，一次一小粒似米粒大小就足夠。藥膏在溫度太低時不容易擠出，可先握於掌心加溫。用一手食指將下眼皮往下拉離眼球，將下眼瞼外翻露出粉紅色結膜，另一手姆指、中指與食指握緊藥膏，以藥膏與眼瞼平行的方式慢慢接進下眼瞼（避免垂直的方向，以免不小心戳傷角膜，擠出一小粒藥膏，沾附於結膜上，再輕閉雙眼，旋轉眼球讓藥膏覆蓋於眼表面。也可以將藥膏先擠在無菌棉棒或小玻棒上，再擦上結膜。（圖二）

若同時需要點用藥水與藥膏，請先點用藥水再用藥膏。

圖二 點用藥膏的方式

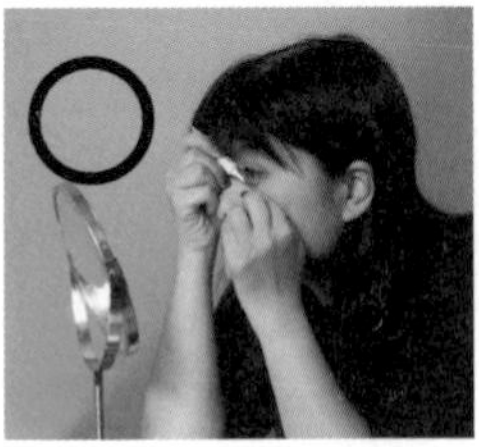

① 藥膏與眼睛平行慢慢接近下眼瞼

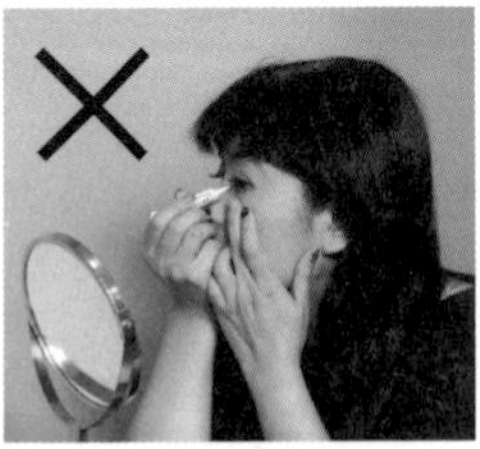

藥膏與眼瞼成垂直，這是錯誤的方式

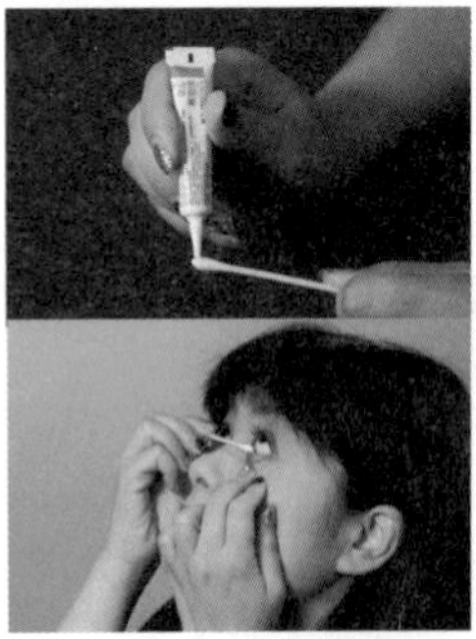

② 也可以將藥膏擠在棉花棒上，再擦到結膜上

Point 1

用棉花棒擦點藥膏也要注意角度才不會戳傷角膜

如何保護手術切口？

平日外出，建議配戴防風、防紫外線的眼鏡（圖三）；術後兩週內睡覺時，建議貼上保護鐵蓋（圖四），採平躺或側睡，不要趴睡。術後兩週內，儘量不長時間彎腰、蹲姿做事，或肚子憋氣舉提重物（如：抱小孩）。術後一個月內，避免讓水侵入眼睛，但仍可以洗澡、洗臉（擦拭法）洗頭（後仰）；若不慎有髒水侵入，請立即點用醫師所開予之手術專用眼藥水。術後一個月內，應避免搓揉眼睛及進行劇烈運動。

圖三 外出保護手術傷口

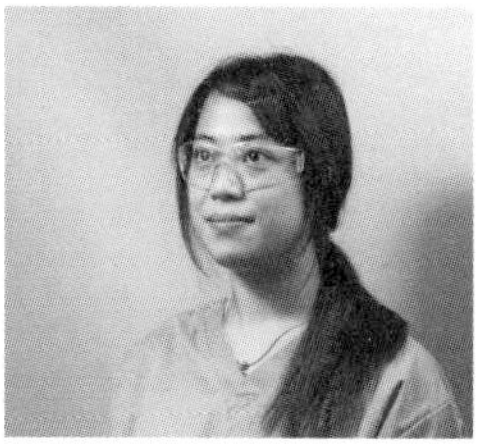

防風的眼鏡

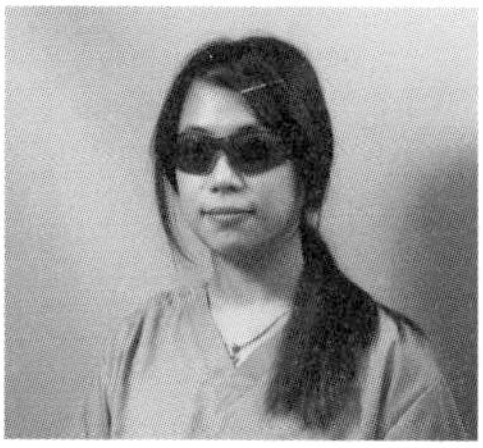

防紫外線的眼鏡

圖四 睡覺的保護鐵蓋

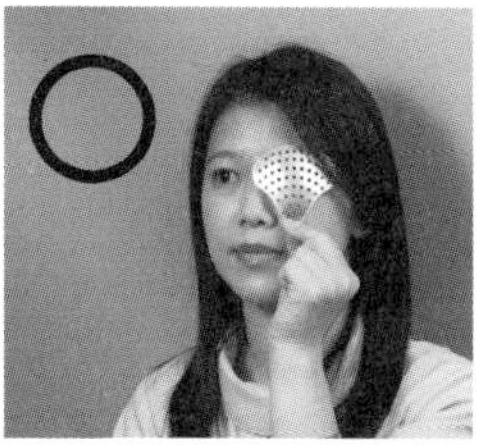

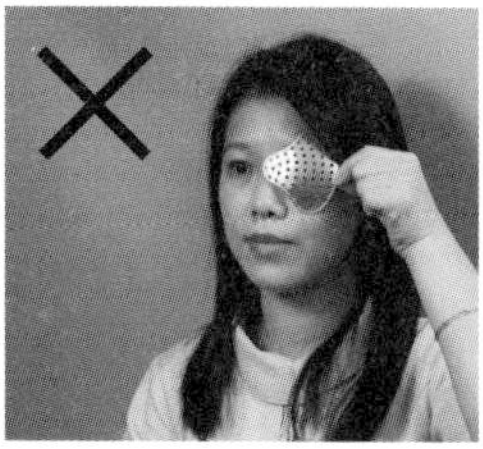

手術以後藥物要使用多久？

一般手術後大約要點用藥水一個月，回診時醫師會視恢復狀況調整藥品內容與使用次數。若有需要可能會延長點藥的時程。

1 手術後，請依醫囑定時點藥；手術專用之術前眼藥水仍需繼續使用；術前如有停用其他用藥，可再徵詢醫藥人員確認是否恢復使用。

2 眼藥水使用前請先搖勻；點藥前，應洗手並擦乾；點藥時，輕拉開下眼瞼，一次一滴藥水即可，不同藥水間宜間隔5分鐘；點藥後，請將溢流出來的藥水擦拭乾淨，以免藥水殘留於眼部周圍。

3 口服藥，請依醫囑使用。

4 如有藥物過敏史或手術當日有服用其他藥物，請事先告知醫師；藥物使用後，如有不適應狀況，請立即停藥並與醫療院所聯絡。

手術結束就可以看得很清楚了嗎？

手術當日返家請留意動作上宜和緩，手術過程使用的散瞳劑會持續6～8小時，影響視力無法準確對焦，待散瞳劑作用時間過後，將可恢復正常。但是視力恢復與個人體質，以及白內障嚴重程度與使用的人工水晶體有關。配戴治療型的隱型眼鏡也可能因藥物殘留其上而無法馬上看的很清楚。不過視力通常會漸漸清晰。若眼睛先前有接受過其它手術，例如近視屈光手術等，術後視力恢復的時間也可能會較久。

手術後初期看東西偏紫藍色，爲什麼？

白內障發生時會影響色覺的判斷，通常波長長的光線穿透白內障的能力較差，因此白內障產生時常常會讓人看東西有如透過配戴黃色鏡片的眼鏡一樣，尤其是核質性的白內障更明顯。因為腦部與視網膜已經習慣顏色的偏差，所以當把白內障處理掉時，短波長的藍紫光透過人工水晶體的比率比原有白內障存在時要來的高，所以看東西會偏紫藍色。

慢慢適應後，這樣的感覺會慢慢消失掉。其實白內障處理後，看東西的顏色會變的鮮艷，其實才是原來正確的色彩。

手術後一定要配戴太陽眼鏡嗎？

許多患者都以為太陽眼鏡是接受過眼睛手術的人才需要的配備，其實太陽眼鏡是每個人（不管有沒有接受過手術）都應該配戴，用來保護眼睛免受光害的必需工具。剛動手術的患者，外出時配戴太陽眼鏡，除了可防止光害外，也可以讓眼睛慢慢適應較強烈的光線，在角膜尚有一些水腫時也可以減少眩光與刺激感，同時寬大的鏡緣也可以防止外物進入眼表面。

但在室內光線不會太強烈的環境下，就不一定需要配戴太陽眼鏡。

開完刀覺得電視好刺眼，怎麼辦？

許多患者在手術完後會覺得看電視變得好刺眼，可能是因為取出混濁的水晶體後光線進入眼球較多的關係。也可能是在白內障時期，因為光線進入眼球變弱，所以覺得電視太暗因此將電視的亮度調的過高。在手術完成後，若覺得電視過亮刺眼，請記得調整電視的亮度設定至眼睛覺得舒適的程度，或配戴顏色較淺的護目鏡。

開完刀什麼時候才能游泳？

手術後傷口的癒合需要一定的時間，傷口越大癒合的時間越長。在傷口癒合前應避免進行水上活動，例如泡溫泉，游泳，衝浪等，以免水中微生物進入眼球。目前微創切口超音波乳化手術（切口2.2毫米），建議約一個月後再進行類似的活動。

開完刀初期感覺一閃一閃的，是不是有問題？

剛做完手術初期人工水晶體與水晶體囊袋尚未完全癒合，有可能會因此輕微晃動就產生反光的情況，這樣的情況會隨著人工水晶體漸漸癒合穩定而慢慢消失。若情況持續沒有好轉，需要散瞳檢查是否視網膜出現問題。

開完刀幾天後出現眼睛發紅、疼痛、視力模糊該怎麼辦？

如果有異常眼痛、眼紅、分泌物、眼皮水腫、視力減退時，有可能是感染、眼壓昇高或角膜水腫、眼內發炎等情況，建議立即返診檢查。

爲什麼剛手術完眼白會變成鮮紅色？

如果使用飛秒雷射輔助白內障手術，有可能在固定眼球的步驟因為結膜的微血管較脆弱，所以產生結膜下出血。如果使用傳統的鞏膜大切口囊外摘除手術，或切口需要經過結膜的超音波乳化手術，也都有可能造成結膜下出血。高血壓或有服用抗凝血藥物的患者也比較容易出現這樣的問題。一般的結膜下出血是無害的，通常很快就會被吸收。

手術完可以開車嗎？

手術完第一天是不建議自行駕車的，因為使用散瞳或縮瞳藥水，對瞳孔的反應會有影響，而且術前術後的藥物使用，也可能妨害視線，造成危險。第二天以後是否可以駕車，要看視力恢復的狀況，如果不確定，可以先在副駕駛座上觀察一下視力狀況是否符合駕駛需求。

手術後可以提重物嗎？

所謂提重物，就是需要閉氣用力腹部收緊才能提起的物品。剛手術完應避免操作這些動作，因為有可能會讓眼壓上昇。如果真的沒有人可以幫忙，可以少量多次的移取物品。但最好一個月後再進行這類的工作。

手術後什麼時候需要回診？

現在白內障手術一般都在門診進行，因此術後第二天回診檢查是絕對需要的，由醫師移除包紮或治療型的隱形眼鏡，並檢視傷口與恢復狀況。一般術後一周，及一個月都需要返診。因為每個人眼球體質不同，白內障嚴重的狀態也有異，恢復狀況也會不同，應遵守開刀醫師的要求定期回診。

手術後可以彎腰撿東西嗎？

目前一般的白內障手術都以小切口手術的方式，手術後撿東西建議使用蹲下拾取的方式（如圖五）。因為如果長時間的彎腰動作，有可能增高眼壓，而像瑜珈運動，也應該避免。若有合併青光眼或玻璃體切除手術，應該詢問醫師有沒有其它應該注意的事項。

手術後可以畫眼妝嗎？

手術後應避免上眼妝，以免眼妝污染眼表面，增加感染的機率。建議一個月後再上眼妝。可以詢問醫師適當的上妝時機。

圖五 手術後提撿東西的正確姿勢

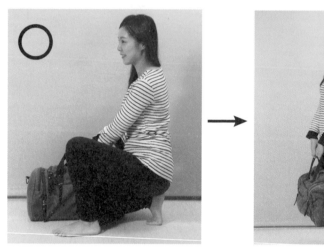

先蹲下拿好

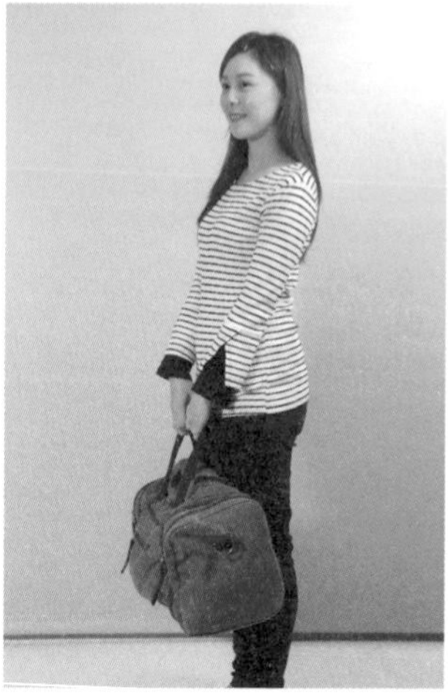

再站起來

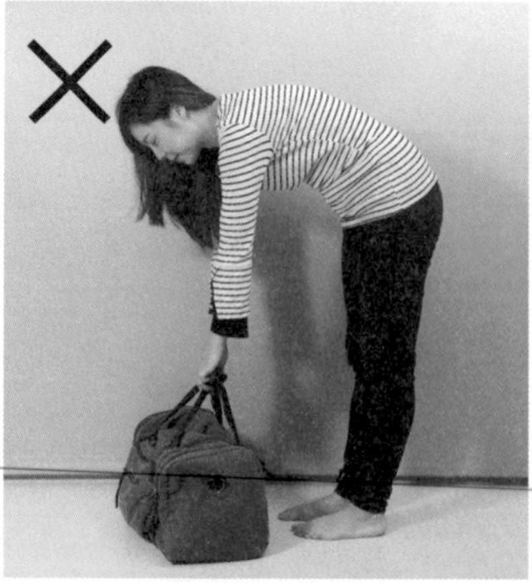

切記！不要直接彎腰提取物品

手術後在室內也要戴上太陽眼鏡嗎？

術後常會建議患者於外出時配戴上寬邊的太陽眼鏡，除了隔絕紫外線與強烈陽光可能引發的刺激以外，還有防止異物侵入患眼的功能。室內則要看環境光線和活動而定。一般室內不會有過強的光線與紫外線，如果環境熟悉，清潔乾淨，又多以靜態活動為主，只要多加小心，並不一定要配戴護目太陽眼鏡。但是如果像烹飪，或室內光線較強的環境，可以戴上顏色較淺的護目眼鏡。

手術後可以按摩嗎？

一般平躺按摩是沒有關係的，但如果需要趴著按摩，應注意是否會壓迫到患眼。眼周按摩應該注意不可以按壓眼球本體，只能按壓眼眶骨的部位。（圖六）

圖六 眼部按摩

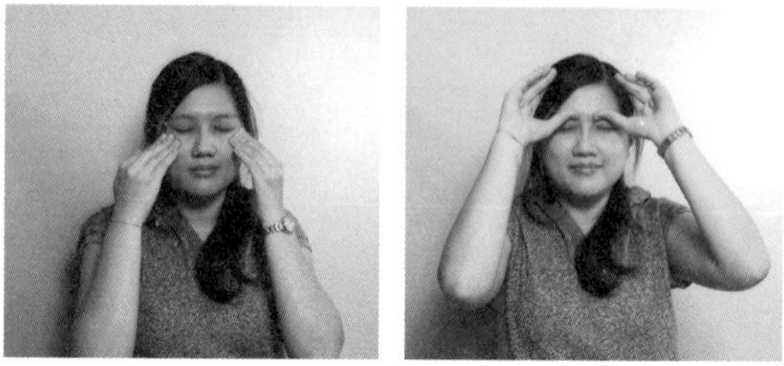

眼眶周圍　　眼骨周圍

Point 1

需注意不可按壓到眼球本體

手術後原來的眼鏡還可以使用嗎？

一般手術後屈光狀態，也就是眼睛的度數常和手術前會有所不同，因此原來配戴的眼鏡有可能對視力沒有幫助，更可能造成視力不平衡的感覺。有時在另外一眼尚未手術時，可以先將患眼的眼鏡片先行拆除，或先不配戴眼鏡。術後要如何配戴眼鏡或隱形眼鏡，要看植入的人工水晶體類別、對側眼的度數狀態、以及每個人的工作型態等，再決定。請和手術醫師詳加討論。

手術後多久可以配新眼鏡？

手術後眼球度數的穩定和每個人復原的速度有關。一般一個月以後就可以考慮配新眼鏡，可以詢問醫師最佳的時間。

多焦點人工水晶體一定會產生眩光嗎？

多焦點人工水晶體因為將進入眼球的光線分成遠近或遠中近的焦點，因此在暗處瞳孔較大時，看到遠處點狀的光源有可能有同心圓狀的光圈出現，這是正常的現象。絕大多數並不會干擾日常生活，只有極為少數的患者可能需要更換人工晶體。即使使用單焦水晶體，某些體質不佳的患者，也可能有眩光或光暈的狀況。光暈或眩光在白內障形成時也會產生。眩光或光暈的感覺一般在半年內就會慢慢消失。

手術後多久可以搭飛機？

目前微創超音波乳化手術，如果手術平順，搭飛機是不受影響的。要提醒的是，在術後追蹤治療期，如果要搭機出國，一定要攜帶術後藥物，也要避免遠行，且應依照醫師約定時間定期回診。

手術後可以洗臉嗎？

許多患者在術後不敢清洗臉部，反而讓很多分泌物或藥水的粉末附著在眼睫毛上或眼周，這樣反而容易造成乾眼、發炎、感染等不適。建議在術後仍應清潔臉部，但清洗時應該緊閉雙眼，避免大力潑水造成污水流入眼內，或是先用濕毛巾以擦拭的方法清潔，也可以購買眼部專用清潔棉片擦拭眼周與睫毛根部（圖七）。

圖七 手術後的洗臉方式

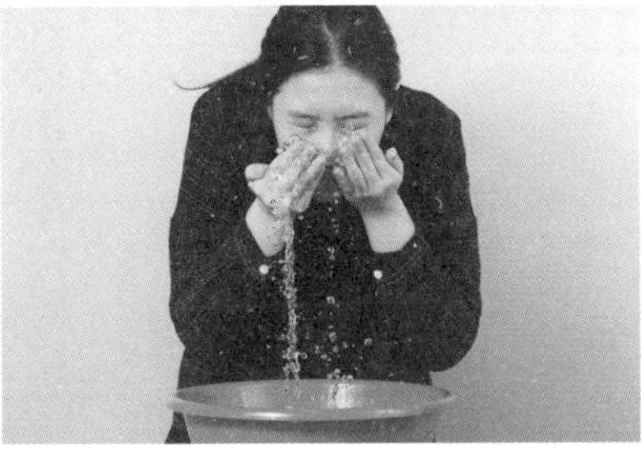

避免大力潑水

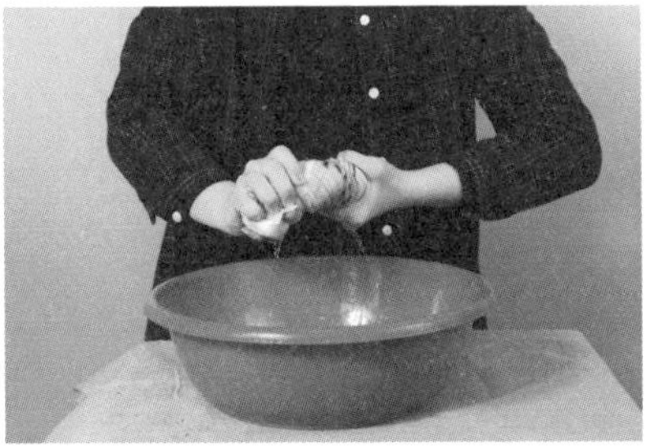

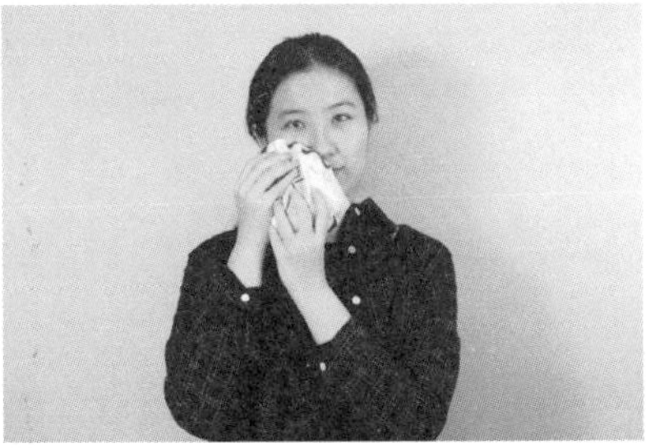

以濕毛巾擦拭

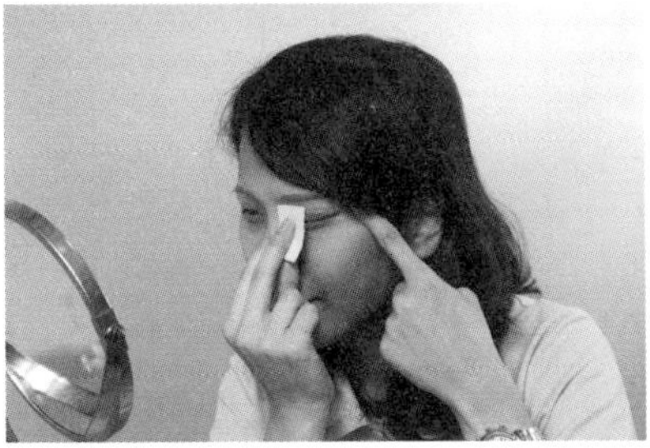

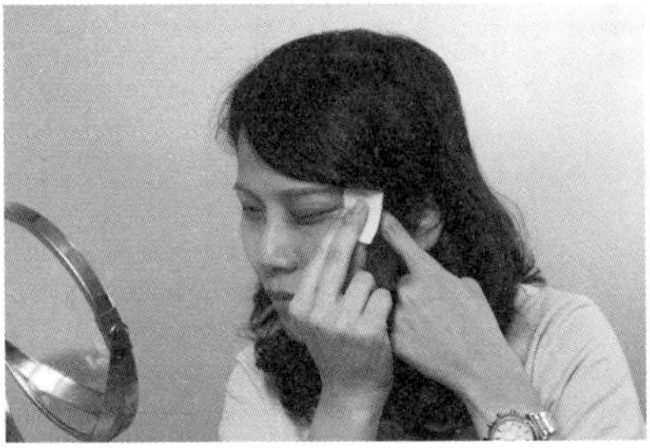

眼部專用清潔棉片

手術後要怎樣洗頭髮

術後可以暫時以後仰的方式洗頭，避免污水流入眼部，如果可以的話在美容院清洗較為方便。如果要自已清洗，也可以使用透氣膠布，先將透明塑膠袋緊貼於額頭及臉側方便清洗，並緊閉眼睛，也不會弄濕雙眼。（圖八）

圖八 自己洗頭

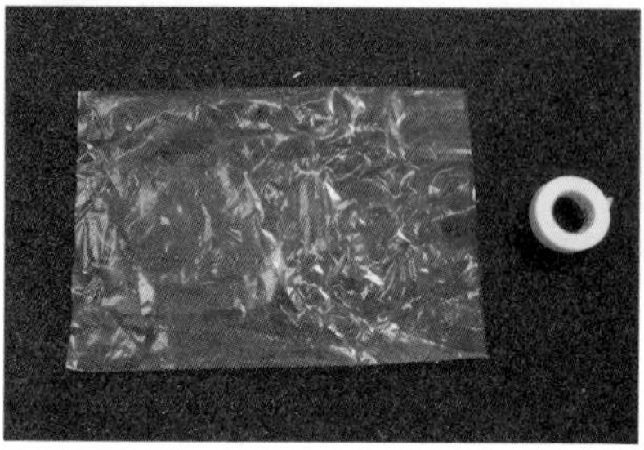

先準備塑膠袋和透氣膠布

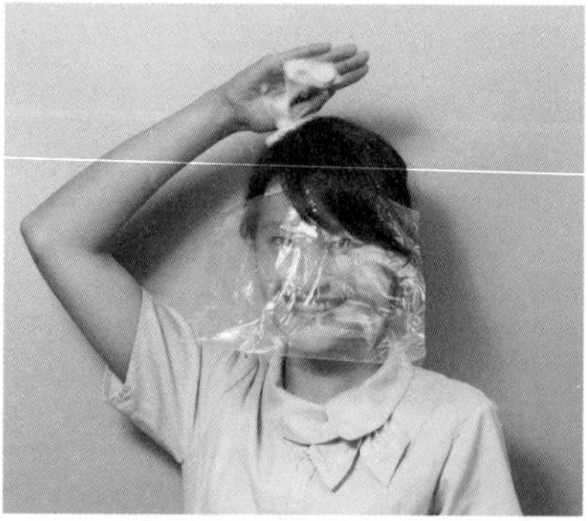

塑膠袋緊貼額頭臉側即可開始清洗

手術後閱讀要注意什麼？

手術後仍可以閱讀，但不宜過度勞累。如果在度數穩定前沒有適當的近用眼鏡，閱讀可能會有困難，最好等到驗配好近用眼鏡後再開始閱讀。

如果植入多焦點人工水晶體，在近距閱讀時要調整距離至最輕鬆能夠看清楚的距離，不宜過近，如果能有檯燈照明，會更輕鬆。（圖九）。

圖九　閱讀的距離

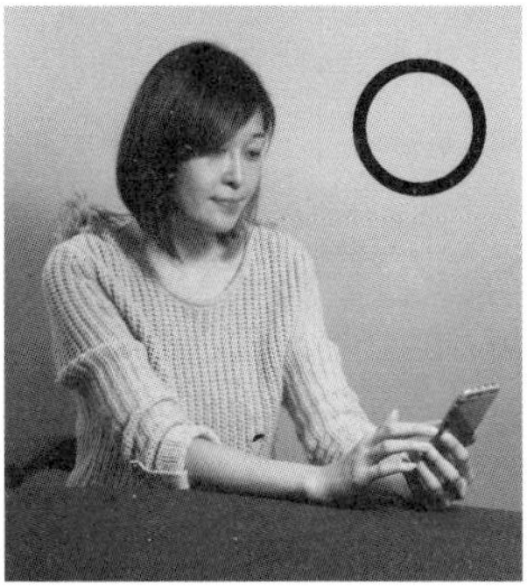

調整輕鬆視覺的距離

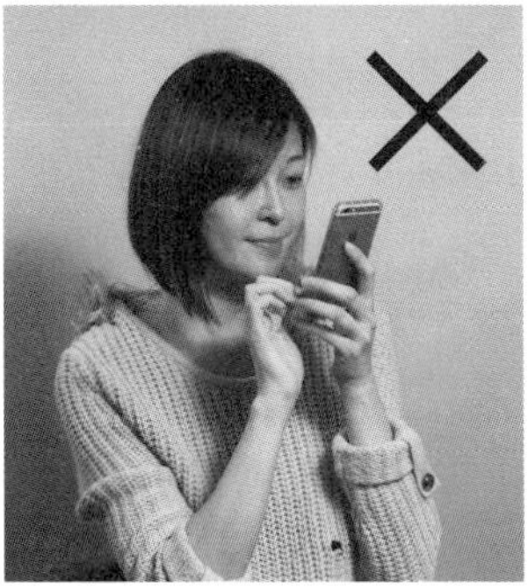

不宜過近

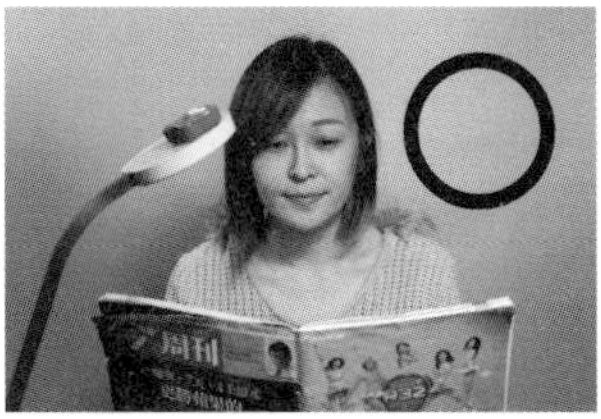

有照明會更輕鬆閱讀

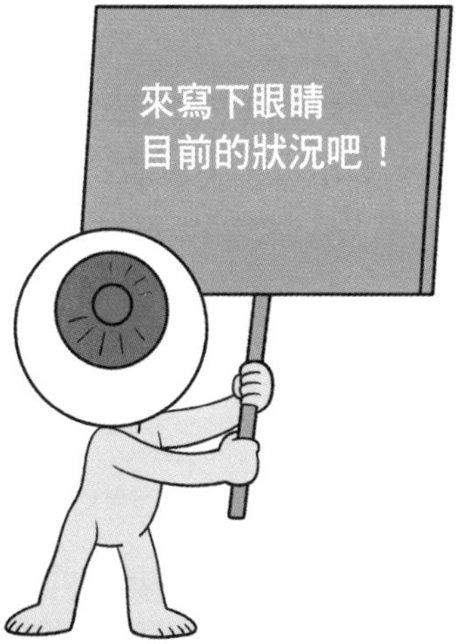
來寫下眼睛
目前的狀況吧！

白內障：196篇關於白內障的常識、病因、症狀、
檢查、治療、手術、人工水晶體及術後照護等問題
/ 王孟祺作. -- 初版. -- 臺中市：晨星, 2018.09
面；　公分. --（專科一本通；28）
ISBN 978-986-443-518-0（平裝）
1.白內障 2.問題集

416.744022　　107016016

專科一本通 28

白內障：

196 篇關於白內障的常識、病因、症狀、檢查、治療、手術、人工水晶體及術後照護等問題

作者 王孟祺
主編 莊雅琦
企劃協助 何錦雲
編輯協助 劉容瑄
美術編輯 陳柔含
封面設計 洪偉傑
內頁繪圖 腐貓君、懦夫

創辦人 陳銘民
發行所 晨星出版有限公司
台中市 407 工業區 30 路 1 號
TEL:（04）23595820　FAX:（04）23550581
行政院新聞局局版台業字第 2500 號
法律顧問 陳思成 律師
初版 西元 2018 年 9 月 30 日
再版 西元 2018 年 11 月 12 日（二刷）

總經銷 知己圖書股份有限公司
106 台北市大安區辛亥路一段 30 號 9 樓
TEL：02-23672044 / 23672047　FAX：02-23635741
407 台中市西屯區工業 30 路 1 號 1 樓
TEL：04-23595819　FAX：04-23595493
E-mail：service@morningstar.com.tw
網路書店 http://www.morningstar.com.tw
郵政劃撥 04-23595819#230
讀者服務專線 15060393（知己圖書股份有限公司）

印刷 上好印刷股份有限公司

定價 350 元
ISBN 978-986-443-518-0

◆讀者回函卡◆

以下資料或許太過繁瑣，但卻是我們瞭解您的唯一途徑
誠摯期待能與您在下一本書中相逢，讓我們一起從閱讀中尋找樂趣吧！

姓名：________________ 性別：□男 □女 生日： ／ ／

教育程度：□小學 □國中 □高中職 □專科 □大學 □碩士 □博士

職業：□學生 □軍公教 □上班族 □家管 □從商 □其他________________

月收入：□3萬以下 □4萬左右 □5萬左右 □6萬以上

E-mail：________________________ 聯絡電話：________________

聯絡地址：□□□________________________________

購買書名：白內障：196篇關於白內障的常識、病因、症狀、檢查、治療、手術、人工水晶體及術後照護等問題

・請問您是從何處得知此書？

□書店 □報章雜誌 □電台 □晨星網路書店 □晨星健康養生網 □其他________

・促使您購買此書的原因？

□封面設計 □欣賞主題 □價格合理 □親友推薦 □內容有趣 □其他________

・看完此書後，您的感想是？

____

・您有興趣了解的問題？(可複選)

□中醫傳統療法 □中醫脈絡調養 □養生飲食 □養生運動 □高血壓 □心臟病
□高血脂 □腸道與大腸癌 □胃與胃癌 □糖尿病 □內分泌 □婦科 □懷孕生產
□乳癌／子宮癌 □肝膽 □腎臟 □泌尿系統 □攝護腺癌 □口腔 □眼耳鼻喉
□皮膚保健 □美容保養 □睡眠問題 □肺部疾病 □氣喘／咳嗽 □肺癌
□小兒科 □腦部疾病 □精神疾病 □外科 □免疫 □神經科 □生活知識
□其他________________________________

□同意成為晨星健康養生網會員

以上問題想必耗去您不少心力，為免這份心血白費，請將此回函郵寄回本社或傳真至（04）2359-7123，您的意見是我們改進的動力！

晨星出版有限公司 編輯群，感謝您！

請填妥後對折裝訂，直接投郵即可，免貼郵票。

廣告回函
台灣中區郵政管理局
登記證第267號
免貼郵票

407
台中市工業區30路1號
晨星出版有限公司

請沿虛線摺下裝訂，謝謝！

填回函 · 送好書

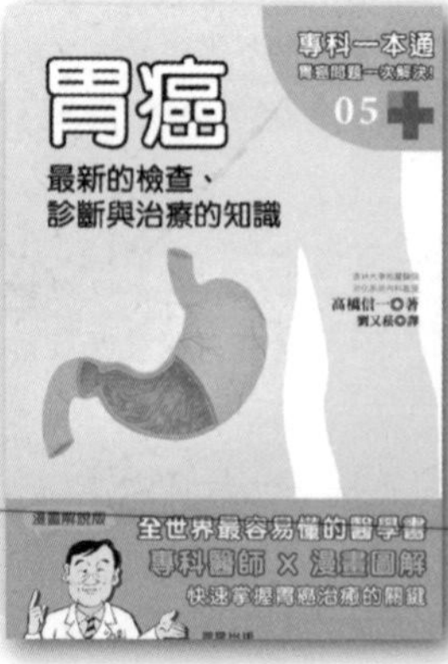

填妥回函後附上 65 元郵票寄回即可索取

《胃癌：最新檢查、診斷與治療的知識》